临床常见急危重症护理实践

尹爱菊 主 编

吉林科学技术出版社

图书在版编目（CIP）数据

临床常见急危重症护理实践 / 尹爱菊主编. -- 长春:
吉林科学技术出版社, 2018.8（2024.8重印）
ISBN 978-7-5578-5106-4

Ⅰ.①临… Ⅱ.①尹… Ⅲ.①常见病—急性病—护理
②常见病—险症—护理 Ⅳ.①R472.2

中国版本图书馆CIP数据核字(2018)第204453号

临床常见急危重症护理实践

出 版 人　李　梁
责任编辑　孟　波　孙　默
装帧设计　陈　磊
开　　本　850mm×1168mm　1/16
字　　数　235千字
印　　张　12.25
印　　数　1-3000册
版　　次　2019年5月第1版
印　　次　2024年8月第3次印刷

出　　版　吉林出版集团
　　　　　吉林科学技术出版社
发　　行　吉林科学技术出版社
地　　址　长春市人民大街4646号
邮　　编　130021
发行部电话/传真　0431-85635177　85651759　85651628
　　　　　　　　　85677817　85600611　85670016
储运部电话　0431-84612872
编辑部电话　0431-85635186
网　　址　www.jlstp.net
印　　刷　三河市天润建兴印务有限公司

书　　号　ISBN 978-7-5578-5106-4
定　　价　42.00元
如有印装质量问题　可寄出版社调换
版权所有　翻印必究　举报电话：0431-85659498

前　　言

　　危重病是指各种危及病人生命或重要器官功能的疾病。随着科学和医疗技术的进步,越来越多的重症患者有更多的机会得到救治。在治疗急危重症患者的过程中,其护理无疑是至关重要的。

　　本书编者在参考最新国内外研究进展的基础上,又结合多年的临床实践经验,编写了这本《临床常见急危重症护理实践》。涵盖了急危重症护理的基础知识,同时增加了近年来的新理论、新技术。总结了重症患者的心理护理、常用急救药物、常用监护技术、常用急救技术及护理、危重病人的营养治疗与护理、现代临床常见急危重症疾病护理。本书内容丰富、简洁明了、贴近临床。是一本具有针对性、实用性的护理专著。

　　由于编者受水平及时间的限制,本书可能存在疏漏、不足之处,敬请各位读者及同行专家批评指正,以便改正。

目　　录

第一章　绪论

第一节　重症护理学的发展与现状

一、重症护理学的起源与发展

重症护理学是随着急救医学发展起来的护理学科,起源可追溯到南丁格尔年代。1854～1856 年英、俄、土耳其在克里米亚发生战争,前线战伤的英国士兵死亡率高达 50％,南丁格尔率领 38 名护士前往战争前线实行阵地救护,使死亡率下降到 2％左右。这充分说明了有效及时的抢救和护理技术在重症患者救护中的重要作用。

20 世纪 50 年代初期,北欧发生了流行性脊髓灰质炎,因患者无法自主呼吸,辅以"铁肺"治疗,配合相应的特殊护理,患者恢复效果良好,被视为世界上最早的"监护病房"。20 世纪 60 年代,心电示波器、电除颤仪、人工呼吸机、血液透析机等电子仪器的发展及使用,促进了重症监护病房的建立。20 世纪 70 年代,国际红十字会在前联邦德国召开的医学会议提出了急危重症急救事业国际化、国际互助和标准化的方针,要求急救车装备必要的仪器,国际统一紧急呼救电话及交流急救经验。在我国,心脏手术的蓬勃发展推进了术后监护室的建立,随后各大医院相继建立了各专科或综合监护病房。

二、中国重症护理学的现状

随着现代科学技术的不断发展,我国的重症护理学近年来飞速发展,各大医院 ICU 设置从以前的简单监护室,逐步发展成为今天的专科 ICU 或综合 ICU。ICU 在各种突发公共卫生事件中也发挥着重要的救治与护理作用,使很多重危患者得到了及时有效的护理,促进了患者的康复。

教育部现已将"危重症护理学"确立为护理学专业的必修教程,并将《重症护理学》划入了国家"十一五"规划教材。2003年北京地区又启动了 ICU 护士资格认证工作,随后,全国各大省市都纷纷开办了 ICU 护士资格认证培训班,为临床重症护理工作培养了大量优秀护士。

第二节　ICU 设置与管理

重症监护病房是对全院各科室的重危病患进行集中救治与护理的场所,使重危患者在重症监护病房度过最危险时期。由于重症监护病房有其特殊性,根据管理学和护理学的综合特点,对重症监护病房进行科学合理的设置与管理就显得尤为重要。

一、ICU 的设置

(一)ICU 的模式

1.专科 ICU　指专门为收治某个病房重症患者而设立,多属于某个或某类专业科室管理,一般为临床二级科室所设立,收治患者病种单一。如神经外科 ICU(NSICU)、烧伤 ICU(BICU)等。

2.部分综合 ICU　指介于专科 ICU 与综合 ICU 之间,即以医院较大的临床一级科室为基础组成的 ICU,如外科 ICU、儿科 ICU 等。

3.综合 ICU　指一个独立的临床业务科室,收治医院各个科室的重症患者,代表了医院最高的抢救水平。

(二)ICU 的规模

1.床位设置　ICU 的床位设置要根据医院的规模、总床位数来确定。ICU 患者的数量波动较大,难以估计,预测医院内最有效的 ICU 床位使用率十分必要。如果使用率过低,则需要负担高昂的维持费用,相反,如果 ICU 床位不足,院内重危患者无法得到及时有效的救治。一般综合性医院综合 ICU 床位数应占总床位数的 2%～8%。每张床的占地面积比普通病室的要大,不少于 $15m^2$,相邻床位可根据需要设置屏风遮挡,或设置单人间、双人间、四人间等,以保证各种治疗、抢救设备的正常运行。

2.中心监护站设置　护士中心监护站的设置,原则上应设置在所有病床的中心地区,最能全面观察所有病床的扇形设计为佳。中心监护站设监护仪及记录仪、电子计算机等设备,同时能够存放病历夹、医嘱单、治疗单及各种记录表格。

(三)ICU 的人员配备

因 ICU 患者病种多,病情重,治疗方法复杂,工作量大,相对需要较多医护人员。目前,在我国 ICU,医生与床位比例要求达到 0.8∶1 以上,护士与床位比例要求达到 3∶1 以上,如有隔离病房或移植病房,护士比例还应增加,否则难以完成艰辛复杂的抢救任务。同时,还应配有呼吸机治疗师、营养治疗师、卫生人员及外勤人员等。

(四)ICU 的设备配备

使用仪器设备对患者进行监护治疗是 ICU 内对患者进行救护的主要方法,患者生理功能监护的结果是治疗决策的依据。ICU 设备的先进性是医院设备整体水平的集中体现。

1.床边设备　每张床配备完善的吊塔系统,内置电源、中心氧源、中心负压等。设多功能循环气垫床、护士记录用桌椅等。

2.监护设备　床边监护仪是 ICU 每张病床必备的仪器,能够持续监测并记录患者生命体征,具有监测有创血压、中心静脉压、脉搏指示连续心输出量(PICCO)等功能。还应设血气分析仪、血流动力学监测设备及心电图机等。

3.其他设备　包括输液系统、抢救车、除颤仪、临时心脏起搏器、简易呼吸器、喉镜、呼吸机、血液净化装置、中心监护仪等。

二、ICU 的管理

(一)ICU 的功能

ICU 应具备的功能是:①心肺复苏;②呼吸道管理及氧疗;③持续性生命体征监测和有创血流动力学监测;④紧急心脏临时性起搏;⑤对各种检验结果作出快速反应;⑥有对各个脏器功能较长时间的支持能力;⑦全肠外营养;⑧熟练地掌握各种监测技术和操作技术;⑨在患者转运过程中有生命支持的能力。

(二)ICU 的收治对象

ICU 收治对象包括全院各科室的重危患者。即病情危重,随时有生命危险,需要集中强化救护,度过危险阶段有望恢复的患者。其主要服务对象如下:①创伤、休克、感染等引起系统器官功能不全及衰竭的患者;②心肺复苏术后需要长时间生命支持的患者;③各种术后重症或存在潜在危险的患者;④脏器移植术后及其他需要加强护理患者;⑤新生儿或年龄较大有严重并发症的患者;⑥严重水、电解质、酸碱平衡失调的患者。慢性消耗性疾病终末状态、不可逆性疾病和不能从 ICU 监护治疗中取得改善的患者不属于 ICU 的收治对象。

(三)ICU 的规章制度

良好的管理水平体现在严格的规章制度上,制订各种规章制度是做好重危患者救治工作的基本保障,因此,建立完善的规章制度是十分必要的。除常规护理制度外,重症监护病房的规章制度还包括:①消毒制度;②隔离制度;③交接班制度;④岗位责任制度;⑤仪器设备管理制度;⑥血制品、药品交接制度。

第三节　重症患者的接收流程

ICU 收治患者主要来自院内住院患者,少数来自急诊患者。拟转入 ICU 的患者,应由患者所在科室负责医生书面或电话向 ICU 提出会诊转科申请,经 ICU 医生会诊,明确患者主要病情,需要转入 ICU 主要原因及重点监护治疗内容后,再由 ICU 医生作出决定。原负责医生有义务向患者及家属交代 ICU 相关情况。在原负责医生及护士陪同下将患者转入 ICU,并做好相关交接程序。

患者经 ICU 系统治疗病情稳定后,及时转回相关科室。任何科室均不应以任何理由拒绝。在确定患者可转回相关科室后,通知科室提前预留床位,及时办理手续,由 ICU 护士将患者送回,并对患者一般情况、皮肤情况等进行详细交接,填写 ICU 患者转出交接表。

第四节　重症护理相关法律与伦理

重症监护病房的护理工作内容庞杂、技术性强,在很多工作中难以有确切的指标测量,病室中没有家属陪护,护士大部分的工作是在无人监督的情况下完成的。护士不仅要救死扶伤,更要尊重患者的生命。随着健康概念的更新,护理法律、护理伦理道德问题也越来越被重视。

一、重症护理相关法律问题

随着科学的发展,社会的进步,人民群众法律观念的日益增强,利用法律武器维护自己正当权益的要求已逐渐成为人们的常识。现行的医疗制度下,运用法律进行维权是人类社会的进步,也是依法治国的重要途径。重症监护病房是一特殊的救人治病场所,护理人员要把法律知识融合到实际工作中,以保障患者和自己的切身利益不受侵害。

(一)疏忽大意与渎职

疏忽大意是一种工作责任心不强的表现,因严重的疏忽大意造成严重后果的,常常就是渎职。

(二)侵权行为

侵权行为是属于需要法律过问的一种行为,指当事人一方对他方权利的侵害而给他方造成损失的行为。护理侵权主要是侵犯患者的自由权、知情同意权、隐私权、身体权、生命健康权、名誉权等。

(三)护士在执业过程中违反法律法规

护士未经执业注册,从事护理工作;护士遇自然灾害、传染病流行、突发重大伤亡事故,不服从卫生行政部门调遣的,违反《护士条例》。护士执业时,对一次性使用的医疗卫生用品未及时回收、彻底销毁;对须消毒的器械、空气和物体表面未进行严格消毒;对患者的污染物未进行消毒处理等,均违反了《消毒管理办法》。护士对传染患者隔离不当,致使传染病传播或流行的;对传染病患者污染的水、污染物、排泄物未进行消毒处理的;特殊手术后,如乙肝、艾滋病患者术后未做好消毒隔离造成同期手术患者的成批类似感染的,违反《传染病防治法》。

(四)护理记录中潜在的法律问题

护理记录是具有法律意义的原始文件依据,特别是涉及医疗纠纷时,它是支持医院、医生、护士公正地评价事实最关键的证据。如护理记录字迹模糊、陈述不清、随意涂改、回顾性记录、记录内容与医嘱不符、与医疗记录不符、护理措施和过程不全面,虚填观测结果、重抄护理记录、随意签名、代签名等,都使护理记录失去了真实性、完整性,一旦出现医疗纠纷,势必造成举证困难甚至举证失败。虽然护士在护理活动过程中无过失,但是由于护理记录的缺陷,破坏了护理记录的法律凭证作用,在医疗纠纷中护士同样会承担责任。

(五)药品使用不当所引发的法律纠纷

在医疗过程中使用假劣药品,无批准文号,无进口药品证书药品;滥用毒麻药、精神药品、非处方药品,护士利用职权为他人提供毒麻药品,造成吸毒、贩毒,均易引起法律纠纷甚至犯罪。

(六)特殊法律问题

1.患者遗嘱 有些患者临终前,因某种原因需要护士做遗嘱见证人时,护士不能干扰遗嘱人意愿;要记录遗嘱人当时的精神意识状态,身体状况,特别是精神意识状态。遗嘱人因感激护士热情周到的服务,向护士馈赠遗产时,护士最好谢绝,否则你将可能卷入法律纠纷中。

2.安乐死　是指患者患有不治之症,在重危濒死状态时,由于精神和身体的极端痛苦,在其本人及家属的要求下,经医生认可,用人为的方法,使患者在无痛苦的状态下,度过死亡阶段,终结生命的全过程。但到目前为止,安乐死并未得到我国社会的承认、接受,也未得到我国法律的承认。所以,在安乐死没得到立法之前,护士不能执行安乐死。

3.收礼与受贿　患者病愈或得到优质的护理服务后,出于感激心理,自愿向护理人员馈赠少量纪念性礼品,原则上不属于贿赂范畴,但若护理人员主动向患者索要并接受其作为酬谢而奉送的巨额钱物,则是犯了索贿、受贿罪。

二、重症护理相关伦理问题

在重症监护病房的护士应根据《国际护理学会护士伦理法典》(ICN,1973)和《新世纪中国护理人员伦理标准》,遵守护士"促进健康、预防疾病、协助康复和减轻痛苦"的基本职责,并遵守以下生命伦理学的基本原则:有利原则、尊重原则、公正原则、互助原则。重症护理相关伦理还包括:

(一)生命是否继续维持的伦理依据

患者对自己的疾病有认知权,也有对自己疾病处理措施表达意愿的权利,面临死亡的患者有选择死亡状态的权利。自主权是患者权利中最为基本的一种权利,是体现患者生命价值和人格尊严的重要内容。如果患者家属或其法定代理人已表明患者在某一伦理问题中的价值观与主要愿望,而医护人员未将患者的愿望或利益列入伦理决策的考虑时,即构成对患者的伤害。如果患者已事先表示希望能安详、无痛苦地走完人生旅程的意愿时,根据我国新世纪护士伦理守则,护士可尊重濒临死亡者的意愿,提供可增进其身心舒适的措施,不再施行创伤性的治疗,减少对患者的伤害,帮助其安详而尊严地离世。重危患者如果意识丧失,成为脑死亡、植物人或不可逆昏迷,则只能由家属代替。

(二)费用伦理问题

重症监护病房内患者使用先进的仪器和医疗护理方法,以及各学科专家联合诊疗等使得治疗费用相当昂贵,极高的救治费用与预后却不尽一致,形成重症患者突出的费用伦理问题。这不仅困扰医护人员,也给患者及家属带来巨大的经济和伦理压力。

（三）隐瞒实情行为的伦理抉择

重危患者及家属为了更好的疗效，希望得到更好的治疗，一般情况，如果没有医生的推介，患者和家属也不知道什么是 ICU，医生为了提高 ICU 的利用率，甚至放宽入住 ICU 标准，这样使患者医疗费用较高。

对于患"不治之症"且预后不良的疾病、重危疾病和需要做大手术的患者，如果患者心理承受力较差，告知实情反而可能引发患者的悲观、绝望心理。此时应该注意保护性医疗制度，即对患者从轻告知或保密。这虽然是一种欺骗行为，但是动机无害于患者也可称为善意欺骗。诚然，患者被欺骗，即使是善意欺骗也是一种伤害。但是，如果这种伤害比告知实情造成的伤害要轻，根据"两害相权取其轻"的原则，对患者保密可以得到伦理辩护。另外，对患者保密虽然违背了护士的义务和尊重患者自主权的原则，但是中国有家庭本位的传统观念，在某些情况下对患者保密而告诉其家属真相，多数患者是能够理解和接受的，因为他们认为家属完全可以代表自己的利益。

（四）资源分配是否合理问题

因为 ICU 床位有限，可利用资源的分配往往不是按需分配，护理人员只关注患者的经济状况，经济较好或非自费医疗患者能享受到 ICU 医疗服务，而那些经济困难患者不能得到及时救治。这符合市场经济原则却违背了伦理理论的公正原则和卫生资源的合理分配、利用原则。

第二章 重症患者的心理护理

第一节 重症患者常见的心理反应

在重症患者护理过程中,所有的重症患者都有不同程度的应激反应。但是每位患者能够耐受的应激程度不同。多数应激不能自我减少或消除,但是可通过适当的护理干预得到缓解。护理干预可降低患者的应激水平并减少应激对患者的影响。应激源是指能够引发应激的各种内外环境刺激,分为躯体性、社会性、心理性和文化性应激源4部分。

重症患者的心理反应因年龄、性别、性格、身体状况、心理承受能力、病情危重程度、文化背景、受教育程度等多种内在因素影响。同时,外界因素如噪声、照明、环境等也都是患者产生应激的重要原因。护士可了解到患者为了克服重危疾病护理环境产生的应答反应。表2-1中列出了机械通气患者常见的应激源。

表 2-1　机械通气患者的应激源

应激源	研究的应激源的数量
呼吸困难/气短	14
紧张/焦虑/压力	10
恐惧	9
疼痛,不适	8
痛苦/惊慌/受挫	6
疲劳	5
丧失说话的能力	5
混淆/困惑/意识水平改变	4
愤怒/敌意	3

续表

应激源	研究的应激源的数量
忧郁	3
不安全/不确定	3
控制改变	3
失眠	3
希望改变	2
负性情绪	1
分泌物	1
自我效力改变	1
吸痰	1

一、患者对 ICU 的感知

从事重症患者康复的护理人员倾听了患者在 ICU 内的经历,多数患者很想知道自己在 ICU 内经历了什么,有国外研究表明,33%～63%的患者几乎或完全想不起来自己待在 ICU 的日子。但中国的研究恰恰相反,几乎所有的患者回忆起在 ICU 的日子均有不同程度的不适感。这可能与我国重症医学科起步较晚、医护人员专业化程度、ICU 的布局、人力资源的紧张以及我国重症患者对疾病与治疗的认识缺乏等诸多因素有关。以下是 ICU 患者常见的不适经历:

(一)气管插管

患者对气管插管感觉不舒服。患者经口气管插管可感到持续的窒息感,感觉到口渴。医护人员对应用气管插管患者的交流尤为重要,所以对清醒的患者,要为其讲解有关应用气管插管的必要性和重要性,取得患者配合。临床上可以应用打手势、写字板、沟通图册等方法了解患者所想表达的意思,满足患者生理或心理的需求。为应用气管插管患者实施口腔护理是非常重要的,在保持清洁的同时也让患者感觉到舒适。在患者定期翻身或移动时要固定好气管插管的位置,可避免或减少气管插管给患者带来的不适感。根据患者的病情尽可能避免行气管插管术,减少气管插管为患者带来的不适应。在病情允许的前提下尽早拔出气管插管。近几年开始在 ICU 重症患者应用无创通气,大大减少的呼吸机相关肺炎的发生率,同时也提高了患者的舒适度。

（二）机械辅助通气

长期处于机械辅助通气的患者会对呼吸机产生心理上的依赖,患者与呼吸机断开时,很多人内心感觉到恐惧,医护人员应该向患者解释断开呼吸机的目的,减少患者内心的恐惧。呼吸机的报警声音,也是影响患者不适的来源之一。所以护士与患者必须直接建立起信任的关系,帮助其建立战胜疾病的信心。在断开呼吸机前与患者进行详细的沟通,解释操作的目的。应立即解除呼吸机报警声音,并解释原因及补救措施。

（三）交流

在重症护理中,交流是一个普遍的需求,也是一个最常见的问题。从事重症护理的医护人员最需要的技术之一是交流能力。这需要护理人员有耐心,把患者作为独立个体,才能准确的理解患者的心理,并作恰当的应答。护理人员应及时察觉患者因不能说话表现出的挫折感。医护人员为理解患者所表达的内容而进行的努力让患者感到温暖。护士应评估患者看、听、触、应答、理解、使用符号语言、说话的能力,并使用正反馈,如微笑、点头等给患者足够的关心。使用肢体接触作为交流方式告诉患者他们正受关爱。患者对于肢体接触感到舒适,尤其是握手,这是患者感到自己正被关心的一个重要指标。

（四）工作人员的噪声及在床旁谈话

重症患者常常感到病房环境的高噪声。许多患者发现难以入睡是因为噪声困扰,尤其是工作人员交谈或护士与其他患者谈话时音量过高。所以在护理时应保持环境低噪声,与工作人员或患者交流时使用正常音量。在各项操作时也要尽可能的轻声,夜间把报警音量调小,提供相对安静的环境。

（五）睡眠剥夺与时间定向障碍

重症监护病房护理环境的特点是不间断的为患者提供护理干预,使得患者易出现睡眠紊乱及昼夜节律失调。许多患者表示不能分辨昼夜和时间段。患者觉得灯光给他们带来了不适。如果可能,长期在 ICU 的患者应安置在有自然光照射的地方,夜晚把 ICU 的照明灯特别是患者正对的棚顶灯尽可能关掉,改用床旁照明,提供相对容易入睡的环境,另外护士更应主动的介绍时间,减少患者昼夜节律失调状况发生。

（六）梦与幻觉

患者指出他们在重病期间经历过幻觉。有些患者会产生一种令人害怕和痛苦的感觉。护士可以用肢体语言、安慰的言语消除患者的顾虑。

(七)转到普通病房

在 ICU 内住过很长时间的患者,对转到普通病房会感到恐惧。他们认为转到普通病房将失去护士对他们的单独看护,担心病情的反复。这就需要 ICU 的护士及时的为患者及其家属提供健康教育,教会患者一些自护知识及方法,帮助和鼓励患者建立信心。

(八)疼痛

疼痛的经历是一个包括社会、文化、情感、心理和生理因素的复杂现象。患者认为疼痛是重症护理中最大的应激源之一。疼痛现在已经被列为第五大生命体征,所以护士要定期对患者的疼痛进行评估和实施相应的护理措施以减少患者的疼痛。如果患者不能自我表达,护士必须靠生理变化来判断,例如心动过速、血压升高及躯体反应等。

二、重症患者心理特点

临床观察表明,患不同疾病的重症患者心理反应存在一定的共性规律。心理护理是根据护理心理学理论,通过沟通交流在护理实施过程中,以行动来影响和改变患者心理状态和行为,促进患者康复的有效方法和手段。

(一)焦虑、恐惧

最突出的表现在入 ICU 的 1～2 天。重症患者病势凶险,救治困难,随时处于死亡威胁之中,主要是因为对死亡恐惧,担心疾病转归,这可以认为是一种合理的心理反应,是原始的心理抗衡机制的反应。加之病房的各种抢救仪器和设备、医护人员严肃的面孔及抢救过程等,可加重患者紧张、焦虑和恐惧的情绪。如急性心肌梗死的患者可因持续难忍的疼痛而产生濒死的恐惧感和惊慌失措。伤残患者,因自我完整性受损,担心影响工作和家庭生活,易产生焦虑。医护人员一般可以用简单的心理安慰,适当的保证,使之减轻这种恐惧心理,以尽快适应 ICU。

(二)否认

多数患者在入 ICU 后第 2 天开始出现否认现象,第 3～4 天达到高峰。主要表现:否认自己有病;另一种虽承认生病的事实,但否认入住 ICU 的必要性。约 50% 的患者产生心理否认反应。由于急性症状略有控制,短期的患者心理上否认自己有病或认为虽有病但并不需要住进重症监护病房,这是一种心理防御反应。但若长期存在否认心理则不利于患者康复,不利于患者树立战胜疾病的信心。否认反应一般可持续 2～3 天,可能有 1～2 天反复发生。

(三)孤独、忧郁

约 30％的患者在入住 ICU 的第 5 天后出现孤独、忧郁情绪,且常与现实的丧失有关。主要原因有:

1.与外界隔离。

2.因病情较重或病友之间较陌生、少有交流的机会。

3.家属探视时间比较短。

4.医护人员忙于抢救工作而与其交谈少。

5.患者失去工作能力、生活无法自理、失去经济来源等。主要表现为消极压抑、悲观失望、自我评价降低、孤僻寡言,对一切事物不感兴趣,常感到孤立无助,严重时可出现自杀倾向,此时医护人员应明确的向患者说明进入 ICU 是十分必要的并且也为患者提供安全的环境,有利于消除患者的忧郁。

(四)愤怒

当病情加重时,否定的情感无法继续保持下去时,患者就会产生愤怒、怨恨的心理,甚至敌视周围的人,不能配合医护人员工作等情绪。如意外受伤者,因感觉委屈而愤怒;不治之症的患者因自认不该患某类疾病,或自感救治无望,抱怨命不好,也易产生愤怒情绪。此外,持续疼痛也易转为愤怒,主要表现为烦躁、敌意仇恨、行为失控,吵闹哭泣、寝食难安,同时伴有心率加快,血压、血糖升高等。

(五)依赖

有些患者经 ICU 医护人员精心治疗与护理,病情明显好转,允许其离开重症监护病房时,他们却习惯 ICU,并认为 ICU 对其生命安全有较大保障,而产生心理依赖,不愿意离开 ICU。适度的依赖心理是患者的正常心理反应,且有利于疾病的治疗和康复。但过度的依赖心理及行为,失去参与疾病治疗的主观能动性,放弃作为患者的基本职责,对治疗过程和疾病康复不利。事实证明,坚持生活自理的人,往往比依赖性强的患者恢复快、效果好。

三、对恐惧和焦虑的行为应答

生理应答时交感神经兴奋,就是增加血循环中的儿茶酚胺含量,心率、血压、呼吸频率加快,瞳孔散大,外周及内脏血管收缩。应答行为取决于个人背景、文化及社会环境。所有的行为以克服应激源为目的。可使用以下策略克服应激源(表 2-2):

表 2-2　焦虑的辅助应对机制

患者自身机制	否认
	合理化
	用积极的想法取代消极的想法
	保持对护理及环境(位置、照明、个人卫生)各方面的控制(通常通过护士实行)
减少焦虑的护理干预	不限制家属探访
	双向反馈
	移情接触
	鼓励描述表达恐惧
	确保足够的疼痛缓解
	增加患者对护理及环境如照明、洗澡时间、饮食等方面的控制感
	安排心理咨询
	教导患者放松技术
	改善环境应激源
	陪伴患者
	提供沉思技术
	应对机制的正反馈
	给予适当时间及语言信息
	播放音乐
	治疗性肢体接触
	讲话时语气平静,语速缓慢
	使用抗焦虑药物

　　可以支持并提高患者的应对机制,通过关心、肢体接触等表达对患者的关怀和理解,为患者提供详细的信息,从而使患者了解病情的发展。鼓励并支持家属让患者安心,尽可能允许家属陪伴患者。

第二节　重症患者的心理影响因素

一、环境因素

对患者来说,ICU 是一个陌生的环境,仪器设备多,设施复杂。患者进入 ICU,发现自己被各种复杂的仪器和管道围绕,限制了自身活动,增加了不适感,易使使患者产生恐惧不安的心理。

ICU 谢绝家属探视,患者与其家属隔离,无法进行交流,医护人员又忙于各种救护处置,不能与患者充分交流,缺乏信息情感的传递,特别是机械辅助通气(气管插管或气管切开)的患者因不能像平时一样与医护人员交流沟通,更加容易产生孤独、恐惧、忧郁等许多消极的情绪反应,有的时候还会出现生气、急躁等不良的心理反应,意识清醒的患者在 ICU 内容易感到压力非常大。

紧张的气氛、复杂的医疗设备、嘈杂的环境,患者终日看到的是监护仪器、昼夜不灭的灯光及医护人员忙碌工作的身影,患者缺乏时间感可能会出现昼夜颠倒的现象。尤其是当患者看到了其他患者的死亡,更易增加患者的精神压力,为自己的疾病担忧害怕。这些紧张的气氛导致患者的视觉超负荷。而有关研究证明,ICU 的噪声污染在一天的任何时间都高于标准,最高可达到 80dB,噪声主要来自医护人员谈话、监护仪报警、呼吸机报警等,这三类噪声占总量的 26%、20%、8%,这些均会引起患者听觉超负荷。视、听觉超负荷可导致患者产生高度焦虑、烦躁、失眠等。美国环保局建议,ICU 白天噪声水平不得超过 45dB,夜间不得超过 35dB,噪声超过 60dB,就会导致患者出现烦躁,疼痛感加剧,更有甚者出现幻觉、抑郁等症状。

二、医护人员因素

ICU 的医护人员相对集中,常常会使患者认为自己病情非常严重,从而产生焦虑、紧张、恐惧等心理反应。患者在 ICU 内需要连续的心电监测、呼吸机治疗等,每小时都在进行生命体征的监测和护理,尤其在夜间,频繁的治疗护理操作如服药、注射、测体温等都会打断患者正常的休息,从而影响患者健康和生理功能的减退。此外医护人员的言行举止、操作熟练程度、服务态度、家属的支持以及同病室患者的痛苦呻吟声、死亡等也是影响患者的心理活动的因素。

三、治疗因素

各种治疗性的有创操作所致的疼痛以及各种管路、监护仪器、强迫体位和药物作用等均可使患者产生不良的心理反应。尤其是术后放置各种监测性管路，如胸腔闭式引流管、尿管、胃管、中心静脉置管、气管插管以及呼吸机的使用等。ICU 患者病情变化快，频繁检查、治疗等，护理操作也相应增多，都会使患者感到紧张。

四、患者因素

（一）患者本身的因素

患者本身的因素包括年龄、性别、职业、性格、生活环境、文化程度、宗教信仰、工作经历、以往患病经历、家庭经济状况以及对疾病的了解程度等，都会影响患者的心理变化。由于 ICU 较普通病房比较特殊，患者的心理极易产生恐惧、孤独和焦虑。对于不同文化程度的患者，他们对各种监护设备对自身疾病康复促进作用的认识程度不同，比起文化程度低的患者，文化程度高的患者适应 ICU 的能力更强。

（二）疾病因素

1. 由疾病直接导致　部分危重患者伴有不同程度的心理活动异常或精神异常，如休克的患者，由于有效循环血量的急剧减少，导致组织器官的血液灌流不足导致肺缺血缺氧。心脑血管疾病的患者，由于心功能代偿不良而导致继发性脑供血不足及脑缺氧或脑自身的疾病所致的精神异常。

2. 由疾病认知所致　这主要与患者的文化程度及对疾病的认知有关，更多地取决于个人对疾病的体会和对外界刺激的认识和评价。大部分危重患者，由于对危重的病情缺乏心理准备，认为自己病情严重危及到了生命，从而产生十分明显的恐惧感和威胁感。由于对疾病的认识和经历不同，可使患有同样疾病或病情相似的患者产生截然不同的心理反应。

五、孤独与忧郁

ICU 患者与外界隔离，限制家属探视时间，医护人员与他们的交流沟通不多，特别是急诊入院的患者,对 ICU 的医疗环境缺乏心理准备,多数会产生孤独感。且常担心自己是否能好转,担心工作、家庭与生活,从而产生忧郁症状。

六、身体暴露

ICU 患者大都全身裸露,而且由于工作原因,护士可能注意监护、治疗和护理较多,忽视了患者的存在,伤害了患者的自尊。

第三节 重症患者的心理评估及干预

一、重症患者的心理评估

(一)心理评估的一般过程

1.确定评估目的。

2.详细了解被评估患者当前存在的心理问题、疾病起因及发展过程,可能存在的影响因素以及被评估患者早年的生活经历、家庭背景、人际关系等。

3.深入了解和评估一些特殊问题和重点问题。

4.分析、处理所收集的资料。

(二)心理评估的作用

心理评估是心理干预的重要前提和依据,同时可以对心理干预的效果作出判定;心理评估在医学心理学的其他领域起着重要作用;心理评估是医学科学研究和心理学研究的重要手段。

(三)心理评估的方法

1.观察法 是指在完全自然或接近自然的环境下,对个体可观察行为进行有目的、有计划的观察。目的是为描述临床现象、评估心理活动、监测行为变化,提供客观依据。观察法是临床心理评估常用的方法之一。由于人的心理反应通过行为表现,因此护士对患者进行客观准确的观察,根据观察结果实施有效的心理护理。观察法的结果较客观真实,操作简单,应用范围广,但是受护士自身能力的制约。

在观察方案的设计上应确保行为观察结果科学性、客观性、准确性。尽可能客观、完整和准确的观察事件或目标行为。注意观察者的行为是如何被别人的语言、非语言因素及周围环境所影响或改变。记录事情的发生及其全过程,尽可能使用日常用语,采用描述记录。评估过程中要有明确的角色意识,对自己在被观察者心中的印象以及这种印象对观察结果所产生的影响有正确认知。

2.**访谈法**　是指护士与患者之间进行有目的的谈话。访谈是心理评估收集资料的重要手段,也是护患沟通的必要技能之一,一方面通过访谈可以了解患者的一般情况,建立初步的护患关系,获得其他途径无法得到的信息。在对被访者进行评估性访谈时,在一般情况和病史访谈后,可根据需要进行心理(精神)状况检查,包括思维障碍、智力、定向、记忆和注意、情绪变化、行为方式和仪表、自制力等方面的精神状况进行检查。访谈包括3种形式:

(1)非结构式访谈:即开放式谈话,患者不受约束,能自由的表述见解,交谈气氛较轻松,但话题比较松散、费时。

(2)结构式访谈:根据特定目的预先设定谈话的结构、程序,限制谈话内容,具有省时、高效、切题等优点,但过于程序化,易将相关信息泄露。

(3)半结构式访谈:介于非结构式和结构式访谈之间,具有两种方法的优点,能克服不足和缺点,是应用较多的一种访谈法。

3.**心理测验法**　是指根据心理学理论,使用一定的操作规程,给人的行为确定出一种数量化的价值。即通过观察人具有代表性的行为,对贯穿每个人的行为活动中的心理特点作出推断和数据化分析的一种科学手段。

二、重症患者的心理干预

首先应根据患者的心理特点及文化程度,找出患者存在的心理问题,分析这些问题形成的原因,采取相应的护理措施。

(一)不良情绪的干预措施

不良情绪可增加患者病情反复、恶化的可能,稳定患者的情绪是心理护理的首要任务。

1.**热情接待患者**　礼貌地询问患者或家属病情,沉着、冷静、有条不紊地进行抢救工作和护理,稳定患者的情绪,增加患者的安全感和信任感。

2.避免在患者面前讨论病情。

3.**对于患者的愤怒**　护士应理解其过激的行为,不责备患者,使患者感受医院的温暖。

4.**告诉家属在患者面前要保持镇定**　在患者面前不要流露悲伤等情绪,避免增加患者的心理负担。

5.鼓励患者合理宣泄　　稳定患者情绪是护理工作中必不可少的一部分,护士娴熟规范的操作技术、沉着冷静的判断、大方的言行举止,可以给患者安全信任感。在重症患者面前护士所表现的果断、独立、勇敢的非语言行为,使得患者的情绪从恐惧、焦虑到平静稳定。

(二)创造良好的环境

ICU病室要保持安静、整洁、室温适宜,光线柔和,避免灯光直射患者眼睛,色调宜以绿色、蓝色为主,这些颜色可给予患者安静的感觉。医护人员在查房、操作中应做到四轻,妥善安排操作时间,尽量避免噪声,避免患者看到其他室友被抢救的场面。患者睡眠较差时,可根据医嘱给予镇静剂帮助睡眠。告知患者怎样配合每项检查及治疗,最大限度地降低各种仪器的报警声,各项护理操作应做到轻、稳、准、技术熟练,抢救工作应做到忙而不乱。不在患者面前讨论对患者的病情变化,濒临死亡的患者最好放在单间抢救或抢救时用屏风遮挡。将病情的每一点好转的信息都及时告诉患者,对某些病重及预后不好的信息要向患者保密,多向患者介绍治愈出院的病例。

(三)做好术前访视及术后护理

对于将要入住ICU的患者,应提前访视患者,用通俗易懂的语言,介绍ICU病室的环境及特点,告知患者术前术后的注意事项以及监护的重要性和必要性,使其有充分的心理准备面对ICU内的环境,消除患者因环境的陌生及监护设备带来的恐惧感,保持良好的心态接受治疗。当患者手术后清醒、渴望得知手术效果时,护士应亲切地告知患者手术效果良好,给予患者最大的安慰和鼓励。如果患者感到疼痛、烦躁不安时,护士应理解患者的痛苦,可适当给予止痛药物,尽可能想的帮助患者解除痛苦。

(四)加强护患沟通

1.根据不同患者实施针对性的护理　　由于年龄、性别、文化程度、社会经历、宗教信仰及工作环境的不同,心理状态也千差万别,所以对疾病的了解程度和在治疗中的文化需求也不相同。据调查显示年龄越大越容易发生ICU环境适应不良,对这种患者护士应更加耐心、细心的护理。

2.提高患者对疾病的认知能力　　贝克认知疗法的理论观点认为人的情感与行为是由其认知过程所决定,即错误的认知会引起错误的判断和推论,更会导致病态的情感和行为。对ICU患者应使用简单易理解的语言讲解医学知识,帮助患者客观地看待自己的疾病,建立健康的信念和态度。

3.加强非语言交流　　心理学家指出信息交流＝7％言语＋38％语调＋55％面

部表情。ICU 患者因呼吸机辅助呼吸而无法用语言表达心理和生理的需要,护士应该掌握非语言沟通的技巧,及时准确的了解患者心理、生理的需求和变化。

(五)维护患者的自尊

尽可能减少患者裸露的次和时间,给患者换衣服、换药、导尿、灌肠、协助排便时,要注意遮挡。同时护士应该做好晨、晚间护理及各种基础护理,这样不仅可增进护患感情,还可以给予患者爱抚和安慰。

三、ICU 患者家属的心理支持

家庭包括所有构成患者亲密社会关系的人。家庭成员患重病时影响家庭关系的问题可归结为:家庭成员与患者失去了正常的交流和互动关系,家人对患者的预后感到焦虑。患者紧急入院时,突然从家庭角色中脱离,患者丧失正常的日常生活,家庭成员无法适应,对家庭的稳定性产生了影响。患者入住 ICU 后,这个家庭一般要经历 4 个阶段,包括踌躇、搜集信息、追踪、储存资源(表 2-3)。

表 2-3 危重病护理家庭经历模型

分类	定义	可能的护理干预
踌躇	家庭成员的最初的压力、混乱及不确定性	个体: 预期对信息的需要并提供 让家属适应危重病护理环境/常规 评估任何危重病护理之前的经历 向家属提供移情、支持 组织: 志愿者/牧师或辅助工作人员提供关于患者状态的信息
搜集信息	积极获得关于患者的信息	个体: 预见信息需求及提供更新 将家庭包含在出院计划中 组织: 提供信息板块用于交换信息改变 提供印刷好的介绍册并分发张贴探视时间

续表

分类	定义	可能的护理干预
追踪	观察、分析及评估患者护理的过程	个体： 提供基础护理及高级护理 尊重家属保持灵活的开放交流 分配指定的护理人员 组织： 通过设备，环境保证个人隐私 提供在职护理服务培训来保持护理技术/知识
储存资源	获得资源来满足家庭的需要	个体： 允许个性化的灵活的探访时间 评估对家庭外的需求 提供开放诚实的交流 允许家属参加非技术护理 组织： 提供一个舒适的等候环境及能转换注意力的活动

危重症患者由于发病急、变化快，预后较差，常使患者及家属产生恐惧、焦虑等一系列心理问题。家庭中的成员生病，影响到患者家属的日常生活和情绪状态，生活质量逐渐下降。家属与患者的关系密切，家属的焦虑情绪易影响到患者。家属的身心健康是为患者提高支持和保障的前提，所以对患者提供家庭关怀格外重要。家庭关怀是一项涉及多学科职责，最好由护理人员调节，他们是整个持续照顾护理体系的中心。每日应详细的告知家属患者在 ICU 内的情况、病情进展等。医护人员与患者家属交流病情时要达成共识。如有可能家属可参与制订和实施患者的非治疗护理，经常鼓励并培训家属与患者交谈、肢体接触及照顾患者的方法。长期重危患者的家属，需要鼓励及帮助患者开始适应已经改变的生活形式。

总体来说，目标定在患者与家属建立一种积极的支持关系。家庭支持虽然是需要付出很多时间和感情的，但这是维持患者的应对机制及信心的一个至关重要的部分，被认为是护理重症患者最重要方面之一。

第三章　常用急救药物

第一节　常规急救药物

一、阿托品

（一）作用、用途和用法

本品为阻断 M-胆碱能受体的抗胆碱药。

1.本品为心脏复苏的常用药物之一。对迷走反射和阿-斯综合征所致的心搏骤停,应立即静脉注射硫酸阿托品 0.5～1mg,亦可经气管内给药,同时配合人工呼吸和心脏按压,必要时重复使用,10～15min 一次;心脏复跳后可用 1～2mg 加入输液中静脉滴注,维持心率 60～80 次/min。对淡水淹溺者使用阿托品尤为重要,以 1～2mg 静脉注射,然后 15～30min 给 0.5～1mg,自主呼吸恢复和稳定后逐渐减量或停药。

2.窦性停搏、严重窦性心动过缓伴低血压,冠状血流降低和(或)有频发室早的窦性心动过缓、房室传导阻滞或心室停搏、微循环痉挛等,均可按上述方法使用本品。

3.改善呼吸功能,综合治疗呼吸衰竭。迷走神经过度兴奋,可反射性地引起肺末梢单位广泛的收缩或关闭,诱发支气管痉挛和哮喘发作,导致通气和换气功能障碍。使用本品不仅可兴奋呼吸中枢,减少呼吸道分泌物,还可舒张支气管,使末梢肺单位松弛、开放,从而有利于肺部气体的交换。同时阿托品能解除微循环痉挛,改善循环血流和组织灌注,对细胞呼吸有利。一般用 0.5～1mg 皮下或肌内注射,也可稀释后静脉滴注。

4.抢救感染性休克。成人每次 1～2mg,儿童 0.03～0.05mg/kg 静脉注射,15～30min 一次,根据病情变化可酌情增减。

5.急性有机磷农药中毒急救的首选药物。用量与病情高度相关,以"达到阿托品化"为基本原则。亦适用于解除误食毒蕈中毒,剂量及用法视病情的轻重而定。

6.预防和治疗其他药物的副作用。如锑剂治疗血吸虫病等发生严重心律失常或引起阿-斯综合征时,应立即静脉注射阿托品 1～2mg;凡能诱发迷走神经兴奋的各种检查和操作,如胃镜、气管镜、结肠镜等均需事前 10min 皮下注射阿托品 0.5mg;作为全身麻醉前用药,无禁忌者一般阿托品 0.5mg 于麻醉前 30min 皮下注射,预防和减少并发症。

7.救治内脏绞痛。如胆绞痛、胃肠痉挛性疼痛、胃及十二指肠溃疡病等急腹症,尤其在未明确诊断禁用吗啡、哌替啶等麻醉镇痛药物时,阿托品 0.5～1mg 皮下注射或加用异丙嗪 25mg 混合肌内注射,具有较好的效果。

8.用于眼科疾患的救治,可使瞳孔散大,对角膜炎、虹膜睫状体炎,用 1%～3% 阿托品眼药水滴眼,尤其对急性虹膜睫状体炎的救治,阿托品为首选药物。

(二)不良反应和注意事项

1.常有口干、眩晕、皮肤潮红、兴奋、心率加快、烦躁、谵语,严重时出现惊厥、瞳孔散大等副作用。故体温过高或心率过速时应慎用。

2.硫酸阿托品不宜与碱性药物配伍使用。

3.青光眼和前列腺肥大的患者禁用。

二、肾上腺素

(一)作用和用途

本品为天然的儿茶酚胺和肾上腺能受体激动剂,对 α 和 β 肾上腺素能受体均有很强的激动作用,临床主要应用于以下几方面。

1.心搏骤停　适用于心室颤动、无脉性室性心动过速、心搏停止以及无脉性电活动所致的心搏骤停。心肺复苏时肾上腺素对心血管的主要效应是增加全身循环阻力、升高收缩压和舒张压、增强心肌电活动、增加冠状动脉和脑血流、增强心肌收缩力、增加心肌耗氧量、增加自律性和使室颤更易于被直流电电转复。

肾上腺素激动 α_1 和 α_2 受体作用可提高动脉张力,防止动脉萎陷,促进外周小动脉收缩,提高主动脉收缩压和舒张压,从而提高脑和冠状动脉灌注压。同时外周小血管收缩而致外周血液向中央循环再分配,以及肾上腺素的 β_2 受体激动作用扩张脑和冠状血管,使脑和冠状动脉血流量增加,从而促使恢复自主循环。

2.过敏性休克或严重过敏反应　小剂量肾上腺素通过快速血管收缩、升高血压、增加心肌收缩力和松弛支气管平滑肌等作用,可迅速缓解过敏性休克的血管过度扩张和支气管痉挛,常与扩充血容量、肾上腺皮质激素和抗组胺类药物联合应用。

3.支气管哮喘　本品使 β 肾上腺素能受体激动作用,用于制止哮喘急性发作,作用快而强,但有心率明显增快和血压增高等副作用。

4.与局部麻醉药配伍和局部止血　加入局部麻醉药可使局部小血管收缩,延缓局部麻醉药的吸收,减少吸收中毒的可能性,并可延长局部麻醉药作用时间。一般在浸润用的局部麻醉药中本品浓度为 1∶100000 或 1∶200000,总量不宜超过 1mg。

(二)用法

1.心搏骤停　1mg 静脉推注,必要时每 3～5min 重复一次;亦可气管内注入,剂量 2～2.5mg,并以生理盐水 10mL 稀释。

2.过敏性休克　常用 0.5～1mg 皮下或肌内注射,也可用 0.1～0.5mg 以生理盐水 10mL 稀释后,缓慢静脉注射。

3.支气管哮喘　0.25～0.5mg 皮下注射,极量 1mg 皮下或肌内注射。

(三)不良反应和注意事项

本品主要不良反应为心悸、烦躁、头痛、血压升高、室性期前收缩,甚至室性心动过速、心室颤动。

注意事项:

1.忌用于器质性心脏病、高血压、动脉硬化、糖尿病、甲状腺功能亢进及妊娠等。

2.不可与氟烷、异氟烷、环丙烷等麻醉药或洋地黄合用,以防严重心律失常。

3.宜避光、避热,药液氧化变色后不可再用,不宜与碱性溶液混合使用。

三、多巴胺

(一)作用和用途

多巴胺既具有正性肌力作用,又有外周血管作用,是目前用于休克治疗最为广泛的药物之一,亦用于心功能不全的治疗。多巴胺的药理作用随剂量而异,且有显著的个体差异。

小剂量时[1～2μg/(kg·min)]激动多巴胺能受体,使冠状动脉和脑、肾、肠系膜血管扩张,血流量增加,尿量增多。但由于小剂量多巴胺的 α 肾上腺素能效应可使静脉张力增加,因此可无心率和血压的明显变化。

中等剂量[$2\sim10\mu g/(kg\cdot min)$]主要激动$\beta_1$肾上腺素能受体,同时促使交感神经末梢释放去甲肾上腺素。因此可致心肌收缩力增强,心输出量增加,而心率和全身血管阻力也可有轻度增加,收缩压轻度升高,舒张压则改变不明显。

大剂量[大于$10\mu g/(kg\cdot min)$]时,多巴胺的α肾上腺素能作用占优势,可致肾、肠系膜和外周血管收缩,全身血管阻力和肺血管阻力增加,使收缩压、舒张压和肺动脉楔压增高。

剂量大于$20\mu g/(kg\cdot min)$时,可产生与去甲肾上腺素类似的血流动力学作用。肾、肠系膜和外周血管收缩,全身血管阻力明显增高,致血压升高,心率增快,心肌耗氧量增多和心输出量减少。

多巴胺半衰期约$2min$,静脉滴注后$5min$内起效,作用持续时间$5\sim10min$。主要适应证是:

1.无血容量不足的严重低血压或休克。如感染性休克、AMI所致心源性休克或低血压;麻醉、外伤、心脏手术、心脏复苏后所致低血压或休克。

2.肾功能不全。可与利尿剂合并应用治疗急性肾功能衰竭。

3.症状性心动过缓在应用阿托品后症状未改善时,多巴胺可作次选药物。

(二)用法

1.小剂量——"肾反应性剂量" 即以多巴胺$1\sim2\mu g/(kg\cdot min)$静脉滴注,可增加重要脏器的灌注,增加肾血流和改善循环。

2.中等剂量——"心脏反应剂量" 即以多巴胺$2\sim10\mu g/(kg\cdot min)$静脉滴注,用以升高血压,增加心输出量,改善组织灌注,纠正休克。

3.大剂量——"血管加压剂量" 多巴胺静脉滴注剂量常达$10\sim20\mu g/(kg\cdot min)$,用以升高血压,纠正休克或改善复苏后脑灌注。

(三)不良反应和注意事项

常见的不良反应有心悸、恶心、呕吐、头痛、腹痛、呼吸困难、心动过缓等,但一般较轻,剂量过大和滴速太快可出现心动过速、心律失常、肾血管收缩引致肾功能下降,有时诱发心绞痛,一旦发生,应减慢滴注速度或停药。

注意事项:

1.多巴胺有明显剂量依赖效应,剂量不同,反应迥异。临床应用时须监测血压、心率和心律、尿量、肺动脉压和微循环灌注等,从小剂量开始,依临床反应调整滴注剂量,以求最小的剂量达到预期的临床效果。在停药时,应有逐渐减量过程,如突然停药,则可能会发生严重低血压。

2.多巴胺的 α 肾上腺素能效应虽可增加心输出量,但即使在小剂量时也能提高肺动脉楔压,可引起或加剧肺充血、诱发室性心律失常,尤其在缺血性心脏病或心功能不全病人更易发生。较大剂量的多巴胺虽可改善血流动力学但心肌耗氧量和心肌乳酸产生量增加,如冠状动脉的血供不能代偿心脏做功的增加,则可引起或加剧心肌缺血。

3.多巴胺若外渗至组织间隙,可引起皮肤组织坏死。一旦发生,应立即用酚妥拉明 5～10mg 以生理盐水 10mL 稀释后局部浸润注射。

4.动脉硬化(伴有或不伴有糖尿病)、动脉栓塞、冻伤、Raynaud 病、Buerger 病等周围血管病患者应用本品时,应密切观察患肢皮肤色泽和温度,防止严重缺血或坏疽的发生。

5.已用单胺氧化酶抑制剂、氯仿、环丙烷、氟烷麻醉者忌用。

6.本品禁用于嗜铬细胞瘤患者,因其可诱发高血压危象。

7.本品在碱性液中会缓慢失活,不可加入碳酸氢钠或其他碱性液中静脉滴注,也不可加入血浆和全血中使用。

四、间羟胺(阿拉明)

(一)作用和用途

本品对心血管的作用特点是:兴奋 α_1 受体,使外周血管收缩;对 β_1 受体也有兴奋作用,能中等强度加强心肌收缩力,使休克患者的心排血量增加,收缩压、舒张压上升。心率可因升压反射性减慢,对肾血管的收缩作用较弱。

本品具有以下优点:①升压作用可靠;②维持时间较持久;③可静脉滴注,亦可肌内注射给药;④比去甲肾上腺素较少出现心悸、尿少等不良反应。在抗休克的临床应用中,常被用作去甲肾上腺素的代用品。适用于各种休克的早期,特别适用于神经源性、心源性及感染性休克早期。

(二)用法

肌内注射:每次 5～10mg,必要时 10min 后重复注射。静脉滴注应由小量开始,酌情逐渐增量,先用 10mg 加入生理盐水或 5%～10% 葡萄糖液 250～500mL 缓慢静脉滴注,根据血压变化情况,可酌情逐渐增加到 20mg 加入 5%～10% 葡萄糖液 100mL 静脉滴注。

(三)不良反应和注意事项

不良反应有头痛、眩晕、震颤、恶心、呕吐。少数患者可出现心悸或心动过速,偶可引起失眠。注意以下几点：

1.短期内连续应用，因肾上腺素能神经末梢内囊泡中去甲肾上腺素被本品迅速置换而减少，作用逐渐减弱，可出现快速耐受现象。

2.因最大作用不能立即出现，用药后必须观察 10min 以上，再根据血压调整滴速和用量。

3.糖尿病、甲状腺功能亢进、器质性心脏病及高血压患者忌用。

4.不宜与单胺氧化酶抑制剂并用，否则可因血压升高作用增强而引起严重高血压。

5.不宜与洋地黄或其他拟肾上腺素药并用，否则可致异位心律。

五、多巴酚丁胺

(一)作用和药理

本品为合成的拟交感胺，相对选择性心脏 β_1 肾上腺素能受体激动剂，能增强心肌收缩力，降低肺动脉楔压和外周血管阻力，增加心输出量，对心率影响较小。本品对多巴胺受体无作用，对 α 和 β_2 肾上腺素能受体作用相对较小，也无选择性肾血管扩张作用。但随心功能的改善和心输出量的增加，可致肾灌注增加，尿量也随之增多。

本品有益的血流动力学作用并不促进内源性去甲肾上腺素的释放，对心肌耗氧量影响较小，其正性肌力作用与冠状动脉血流的增加相一致，不影响心肌氧的供需平衡。因此，其治疗剂量较少促发心律失常和增加 AMI 面积。

半衰期 2～3min，静脉滴注后 1～2min 起作用，8～10min 达作用高峰。主要适应证为：

1.严重左心衰竭、肺充血和低心输出量患者，以及肺充血和左心功能不全伴低血压不能耐受血管扩张治疗者。

2.心肌严重病变不宜使用洋地黄的急性心力衰竭，如 AMI 伴心力衰竭。

3.右心室梗死伴明显血流动力学障碍，本品可与中等度扩充血容量治疗同时应用。

4.感染性休克伴左心功能不全者，本品可纠正休克，改善左心室功能。

(二)用法

多巴酚丁胺小剂量 0.5μg/(kg·min)时即可有效，临床常用本品 20～40mg 加入 5％葡萄糖液或生理盐水 250mL 中，以 2～10μg/(kg·min)的速度静脉滴注，或以输液泵泵入，根据需要调整剂量。

（三）不良反应和注意事项

常见的不良反应有出汗、面部发热、潮红、恶心、头痛、心悸及出现房性或室性早搏等。

注意事项：

1.肥厚型梗阻性心肌病、高血压、妊娠时禁用。

2.本品的药理作用有明显的个体差异，治疗应从小剂量开始，剂量过大时可致心率增快，血压升高，诱发心律失常，加重心肌缺血。故用药过程中应注意监测血压、心率、尿量、心电图改变和心功能。依血流动力学调整剂量，避免心率超过其基础心率的10％。

3.心房颤动者，应先用洋地黄控制心室率，然后再用本品，以防多巴酚丁胺加速房室传导而使心率增快，引起或加剧心力衰竭。

4.本品与多巴胺合用有一定协同作用，可明显改善心源性休克的血流动力学，改善组织灌注，纠正低血压。

5.配制溶液宜在24h内用完，不能与碱性药物混合使用，也不宜加入血浆或全血中使用。

六、血管加压素（抗利尿激素）

（一）作用和用途

本品加强远端肾小管对水的重吸收而使尿量减少，并可促进子宫、胃肠道平滑肌和小动脉收缩，故有催产、增加肠蠕动和升高血压的作用。

血管加压素在心肺复苏时的作用，主要是通过增加外周血管张力，使皮肤、骨骼肌、胃肠道、脂肪组织的血管收缩，血流量减少，而使脑和冠状动脉血流量增加。血管加压素还能增加室颤频率，提高电除颤成功率。临床研究显示，顽固性室颤患者，在常规处理失败后，使用血管加压素仍能升高血压，并使部分患者恢复自主循环。如与肾上腺素合用则提高室颤患者的即刻转复成功率和存活率。

血管加压素可经口腔和鼻黏膜吸收，可皮下、肌内、静脉注射。心肺复苏时，其血浆半衰期为5～10min，作用持续0.5h左右。本品在肝脏代谢，由肾脏排泄。

临床主要适应证：

1.心搏骤停　适用于心搏停止、无脉性电活动和电除颤无效的顽固性室颤。

2.血管扩张性休克　由于其具有显著和广泛的血管收缩作用，可迅速恢复血管张力和纠正休克,常与肾上腺素联合应用。

3.肺咯血和食管静脉破裂出血　由于本品的血管收缩作用使肺和内脏毛细血管、小动脉收缩,致肺和门静脉血流减少,静脉压降低,从而起到止血作用。

(二)用法

1.心搏骤停　首剂血管加压素 40U 或 0.8U/kg 静脉注射,如未恢复自主循环,5min 后重复一次。心搏骤停时,血管加压素亦可从气管内滴入,剂量为静脉用量的两倍。

2.肺咯血　常用 10～20U 加入 5%葡萄糖液 500mL 中缓慢滴注。大咯血时,也可以 5～10U 加入 5%葡萄糖液 40mL 中缓慢静脉推注(10～15min)。

3.食管静脉破裂出血　常用 20～80U 加入 5%葡萄糖液 500mL 静脉滴注,或以 0.1～0.4U/min 速度由输液泵注入。剂量个体差异较大。

(三)不良反应和注意事项

不良反应有头痛、恶心、腹部绞痛、排便及过敏反应。

注意事项:

1.非心搏骤停者禁用高浓度血管加压素快速静脉推注,以防止发生心搏停止、心肌梗死、高血压危象等严重不良反应。

2.对本品过敏、慢性肾炎肾功能不全或冠状血管疾病者禁用。

3.本品连续静脉滴注易诱发冠状动脉不良反应,同时滴注硝酸甘油或间断(每隔 30min)舌下含化硝酸甘油可防止或减轻冠状动脉的不良反应。

4.本品有抗利尿作用,临床用于治疗尿崩症,5～10U 皮下注射或以棉花纱布浸湿本品后塞入鼻腔给药。

5.慎用于癫痫、偏头痛、支气管哮喘、器质性心脏病者。

6.静脉推注或滴注可引起脸色苍白、胸闷、腹绞痛,故速度不宜过快。

七、硝普钠

(一)作用和用途

本品为强效的血管扩张剂,能选择性地作用于血管平滑肌,对阻力血管(小动脉)和容量血管(静脉)均有明显的扩张作用,能有效降低心脏的前负荷和后负荷,降低血压、减少心肌耗氧量、改善心功能。

降压作用迅速,静脉滴注后几乎立即起效,停药后数分钟内作用消失。广泛用于治疗高血压危象和手术中控制性降压。此外,也用于急性心力衰竭、AMI 所致的心源性休克以及低心排血量、高外周阻力型顽固性充血性心力衰竭。

(二)用法

本品扩张血管作用的个体差异性较大,剂量与反应密切相关。

高血压危象及急性心功能不全:初始剂量为 0.5μg/(kg·min),依治疗效应逐步调节至适宜剂量,平均剂量为 3μg/(kg·min),最大剂量为 8μg/(kg·min)。

麻醉时控制性降压:10μg/(kg·min),用药 2h。

(三)不良反应和注意事项

不良反应:①剂量偏大可致血压骤降;②用量过大可发生氰化物蓄积中毒,4～12mg/kg 可致死;③心率增快。

注意事项:

1.按控制性降压原则谨慎使用。

2.严格控制用量谨防氰化物中毒。

3.配好的药液需避光,溶液变蓝表示已分解,不能使用。

4.因氰化物经肝脏硫氰酸酶转化为硫氰酸盐,所以肝功能不全者应慎用。老年人对本品较敏感,也应慎用,开始剂量宜小。年轻患者需用较大剂量时,滴注速度也不应超过 10μg/(kg·min)。

八、酚妥拉明(瑞支亭)

(一)作用和用途

本品为 α-肾上腺素能受体阻滞剂,迅速阻滞 α-肾上腺素能受体效应,扩张血管,降低血压。其作用较强,持续时间较短。由于本品使 α-肾上腺素能受体阻滞后,β 受体肾上腺素能受体对儿茶酚胺仍有反应,可出现心率加快。

(二)用法

1.嗜铬细胞瘤所致的严重高血压和高血压危象(包括手术前和手术中)　1～5mg 静脉内缓慢注射,继以 10～50mg 溶于 500mL 生理盐水或 5% 葡萄糖溶液中缓慢滴注,根据血压下降的速度调整其输入速度。若使用本品后出现心动过速,可联合使用 β-受体阻滞剂,若出现室性心律失常,可联合使用利多卡因。

2.嗜铬细胞瘤的诊断与鉴别诊断(酚妥拉明阻滞试验)　试验前平静卧床休息5min 以上,连续 3 次测血压均在 170/110mmHg 以上。从静脉通道中快速注入酚妥拉明 5mg,然后每分钟测血压和心率 1 次,连续观察 15min。如用药后 2min 内血压下降,其幅度超过 35/25mmHg,并持续 2～5min 者为阳性反应,血压短暂下降后迅速回升为假阳性。试验前 48h 至 1 周停用降压、镇静、安眠药。

3.治疗血管痉挛性疾病　如周围动脉硬化性疾病、间歇性跛行、雷诺病,常用 5mg/次,1～2 次/d,肌内注射或静脉滴注。

(三)不良反应及注意事项

1.体位性低血压,在某些嗜铬细胞瘤患者作酚妥拉明阻滞试验时可发生血压过度降低,甚至休克。

2.心律失常(心动过速),偶可出现心绞痛。

3.皮肤瘙痒,鼻塞。

4.消化道反应。

5.有低血压、严重动脉硬化、器质性心脏病、肾功能不全及消化性溃疡者慎用或忌用。

九、硝酸甘油

(一)作用和用途

本品是临床使用最早的硝酸酯类抗心绞痛药物,其基本作用是直接松弛血管平滑肌,其中对静脉容量血管平滑肌的松弛作用尤为显著。由于静脉容量血管扩张,使回心血量减少,左室舒张末压和室壁张力降低,从而减低心脏前负荷、降低心肌耗氧量;较大剂量时扩张小动脉,使外周血管阻力降低,降低血压,从而减轻心脏后负荷;硝酸甘油也可直接扩张冠状动脉(包括狭窄的冠状动脉和冠状动脉侧支血管)和解除冠状动脉痉挛,增加缺血区血流灌注量。硝酸甘油对支气管、胃肠道和泌尿道平滑肌的松弛作用大多无明显的临床意义。临床主要用于心绞痛发作、AMI、心功能不全或高血压危象。

(二)用法

舌下含服用于终止心绞痛发作:首剂 0.5～1.0mg,2～5min 内见效,作用持续 10～30min。心绞痛未缓解者,每隔 5min 可重复 0.5mg。含服 3 次未缓解者应作进一步诊断和处理。

静脉滴注 5～20mg 加入 5% 葡萄糖液 250mL 中静脉滴入,初始为 5～10μg/min,后依据治疗反应调节剂量。

(三)不良反应和注意事项

1.可有头痛、面部潮红、眩晕、心动过速、低血压等不良反应。

2.静脉滴注用药或重复多次舌下含服时,应行血流动力学监测。

3.青光眼、脑出血、颅内压增高、AMI 伴低血压者禁用。

4.大剂量可引起高铁血红蛋白血症和肺通气-血流比例的失调而发生低氧血症。

十、毛花苷 C（西地兰）

（一）作用和用途

本品为速效洋地黄类药物,其主要作用是增强心肌收缩力、减慢心率、减慢房室传导和抑制肾小管对钠的重吸收而产生缓和的利尿作用。静脉注射后 10min 起效,0.5～2h 即可达作用高峰,较少蓄积作用。作用迅速,常用于急性心功能不全、慢性心功能不全急性加重、室上性心动过速以及快室率型心房颤动或心房扑动。

（二）用法

首剂 0.4mg,以 5％～10％葡萄糖液 20mL 稀释后缓慢静脉注射,必要时 2～4h 后再注 0.2～0.4mg,总量可达 1.2～1.6mg。静脉注射达到疗效后,改为口服洋地黄制剂维持。小儿饱和量:2 岁以下为 0.03～0.04mg/kg,2～10 岁为 0.02～0.03mg/kg,首剂用饱和量的 1/3～1/2,其余分 2～3 次,每 4～6h 一次,常作肌内注射。

（三）不良反应和注意事项

2 周内用过洋地黄类药物者应减量慎用。

十一、地高辛

（一）作用和用途

本品为中速效洋地黄类药物,由于有口服和静脉注射两种制剂可供选用,作用较迅速、代谢排泄较快、蓄积作用较小,故较为安全,是临床应用最为广泛的洋地黄类药物。对心脏的主要作用是正性肌力、负性频率、负性传导作用。其剂量不同,反应迥异。治疗剂量主要是降低心房和房室结的自律性和增大最大的舒张期静息膜电位,延长房室传导时间和有效不应期。在中毒浓度时,则增高细胞内 Ca^{2+} 负荷和增加交感系统活性,易导致心律失常。

地高辛口服吸收率约 75％（50％～85％）,1～2h 起效,4～8h 达作用高峰,半衰期 30～36h,静脉注射后 10～30min 显效。90％以原型经肾脏排泄,少量在肝脏代谢。临床主要用于急、慢性心功能不全,尤其是快室率型心房颤动或心房扑动者,亦用于室上性心动过速。

(二)用法

口服:全效量 1.5～2.5mg。给药方法有两种:①负荷量加维持量法:0.25mg,3 次/d,共 2～3 天,以后改维持量 0.125～0.25mg/d;②维持量法:0.125～0.25mg/d,约经 5 个半衰期(5～7 天),可达稳定的治疗血药浓度(通常 1.0～1.5mg/mL)。

静脉注射:0.25～0.5mg 以 50％葡萄糖液 20mL 稀释后缓慢注入,4～6h 后可重复 0.125～0.25mg。

小儿口服全效量:2 岁以下为 0.05～0.06mg/kg,2 岁以上为 0.03～0.05mg/kg,维持量为全效量的 1/5～1/4,小儿静脉注射量为口服量的 1/2,稀释后缓慢注入。

(三)不良反应和注意事项

1.常见的毒性反应:①消化道反应为厌食、恶心、呕吐等;②视觉改变,如黄视、绿视、视力模糊等;③神经系统症状,如头昏、眩晕、失眠等;④心脏毒性反应,如呈二联、三联律的室性早搏、伴房室传导阻滞的房性心动过速、非阵发性交界区性心动过速、心房颤动以及室性心动过速等。

2.不同患者对药物的需要量和耐受量有明显的个体差异,而治疗剂量和中毒剂量之间安全范围较小,一般治疗量约为中毒量的 50％,用量必须个体化。

3.窦房阻滞、房室传导阻滞、预激综合征、肥厚型梗阻性心肌病及 AMI 24h 以内禁用。

4.低血钾、低血镁、高血钙、低氧血症及肾功能减退者慎用。

5.应用本品期间,禁用钙剂、肾上腺素、异丙肾上腺素、麻黄碱等药物。

十二、氨力农[氨(双)吡酮]

(一)作用和用途

通过抑制磷酸二酯酶Ⅲ和增加 cAMP 的浓度,使细胞内钙浓度增高,从而增强心肌收缩力,对慢性心力衰竭(CHF)患者静脉注射或口服给药均能提高心脏指数,增加运动耐力,对平均动脉压及心率无明显影响,并可增强房室结传导功能,故对伴有室内传导阻滞的患者较安全。本药口服后 1h 起效,1～3h 达高峰,作用维持 4～6h。静注 2min 生效,10min 作用达高峰,半衰期 5～30min,作用持续 1～1.5h,口服量的 10％～40％在 24h 内以原形从尿排出。

(二)临床应用

1.适应证　各种原因引起的急慢性心力衰竭,特别是轻中度心衰患者。在改善运动耐力方面,此药优于地高辛。对严重及难治性心衰有良好效果。

2.禁忌证　严重主动脉瓣和肺动脉瓣狭窄患者。

3.用法及用量　①口服 100～200mg/次,3 次/d,每日最大量 600mg;②静脉滴注速度 5～10μg/(kg·min),每日最大量小于 10mg/kg。

(三)注意事项

1.孕妇、哺乳期妇女及小儿慎用。

2.本药有加强洋地黄正性肌力的作用,故应用本药期间可不必停用原有的洋地黄与利尿剂。

3.少数患者有轻度食欲不振、恶心、呕吐,大量长期使用有时出现血小板数减少,停药后可好转。

十三、米力农(甲氰吡酮)

(一)药理作用

作用与氨力农相似,抑制磷酸二酯酶的作用比氨力农强约 20 倍,并兼有正性肌力作用及血管扩张作用,增加心脏指数作用优于氨力农,对动脉压及心率无影响。

(二)临床应用

1.适应证　急慢性充血性心力衰竭。

2.禁忌证　同氨力农。

3.用法及用量　50μg/kg 用 5% 葡萄糖溶液稀释至 10mL,缓慢静注,并继以 0.5μg/(kg·min)的速度维持静滴。

(三)不良反应和注意事项

1.长期口服治疗 CHF 能缩短生命,对预后有不利影响,故该药不能长期口服,仅可供短期静脉滴注。

2.过量时可引起心动过速和低血压。

十四、利多卡因

(一)作用和用途

本品为膜稳定剂,其主要电生理作用是阻断钠通道,抑制钠内流,增加细胞膜对钾的通透性,促进钾外流,从而减小动作电位 4 相舒张期除极速度,降低心室肌和心肌传导纤维的自律性而抑制室性心律失常,提高致心室颤动阈值。

本品促进 3 相钾外流,缩短动作电位时间,相对延长有效不应期,缩小缺血区心肌和正常区心肌复极弥散度差异,恢复动作电位的一致性,阻止界面电流的产生,故有助于中止折返性室性心律失常。

本品还可以通过减小 0 相动作电位斜率而有助于消除室性异位节律。

本品抗室颤效果与其血药浓度明显有关,而控制室性异位节律的血药浓度则较除颤的血药浓度明显要低。

本品一般不影响心肌收缩力,不降低血压,但可抑制病态窦房结综合征、左室功能不全或接受抗心律失常药物治疗患者的心脏传导和(或)收缩力。

静脉注射后 15～30s 即起效,并迅速自血液分布至全身组织,药理作用短暂,仅持续 10～20min,有效血药浓度为 1.5～5μg/mL。本品绝大多数在肝脏降解,代谢产物和少量药物原型由尿排出,半衰期 1～2h。在心搏骤停复苏期间,药物的峰浓度时间延长,清除速度减慢。主要适应证:

1.持续性室性心动过速、不能确定类型的宽 QRS 波群性心动过速、宽 QRS 波群性室上性心动过速,本品为首选药物。

2.本品是心室颤动和室性心动过速的首选药物。对电复律和肾上腺素无效的无脉性室性心动过速和心室颤动,有助于恢复窦性心律和自主循环。

3.防止室性心动过速或心室颤动复发。适用于室性心动过速或心室颤动中止后,有恶性心律失常高危因素(如低钾血症、心肌缺血或严重左室功能不全)的患者。

(二)用法

1.心室颤动或无脉性心动过速:首剂 1.0～1.5mg/kg 静脉推注,如有需要可 3～5min 后重复一次。一般单次剂量不超过 1.5mg/kg,总剂量不超过 3mg/kg。心搏骤停时可经气管插管内注入,剂量为静脉剂量的 2～2.5 倍。

2.持续性室速或不能确定类型的宽 QRS 波群心动过速:1～1.5mg/kg(一般为 50～100mg)静脉推注,继以 30～50μg/(kg·min)或 1～4mg/min 静脉滴注以保持血中有效浓度;首剂注射后无效者,15～20min 后可重复一次,直至有效或总量达 300mg;或依需要每 5～10min 重复静脉推注 0.5～0.7mg/kg,至总剂量达 3mg/kg。利多卡因持续静脉滴注 24h 后,半衰期延长,其代谢产物单乙基甘氨酰二甲苯(MEGX)和甘氨酰二甲苯(GX)可产生一定的治疗作用和明显的毒性反应,故应减少剂量,密切观察反应,以防中毒。

（三）不良反应和注意事项

1.对本品过敏、严重心脏传导阻滞、双分支阻滞或严重窦房结功能不全者禁忌使用。

2.本品抗心律失常作用与血钾浓度有关。低钾时,本品抑制钠内流、促进钾外流的作用减低,以致疗效差;血钾浓度过高时,又可发生传导阻滞,故应用时应监测血钾的浓度。

3.本品在肝脏的代谢为血流依赖性。肝脏血流障碍时(如 AMI、充血性心力衰竭、休克),本品清除率下降,维持量应减少;70 岁以上患者因分布容积减少,维持量也相应减少。

4.过量时可产生神经毒性,可致嗜睡、定向障碍、感觉异常、听力下降、肌肉震颤,甚至抽搐、神志不清、呼吸停止,故应静脉缓注,一次剂量不超过 100mg,1h 内总量不超过 300mg。

5.对左室功能不全者,利多卡因血浓度过高可产生严重心脏和循环抑制,可引起低血压、休克、严重心动过缓和传导阻滞,甚至心脏停搏,故应减量慎用。

十五、胺碘酮（乙胺碘呋酮）

（一）作用和用途

本品的基本电生理作用是抑制钾通道而延长心房、房室结和心室肌的动作电位时间和有效不应期。其 I 类抗心律失常药的特性为抑制钠通道,降低动作电位 0 相最大上升速率,减慢传导。其钙通道抑制作用则可降低窦房结和房室结自律性。同时还有延长附加传导束的有效不应期,减慢房室旁路传导和抑制迟发后除极作用,因此,有利于消除折返激动和异位节律。

胺碘酮的 II 类抗心律失常药作用表现为对 α 和 β 肾上腺素能受体的非竞争性阻滞作用,可选择性扩张冠状动脉,增加冠状动脉的血流量,并因外周阻力和心率的降低而降低心肌耗氧量。

此外,本品还有抗颤动作用,提高心室致颤阈值。

本品口服后吸收和排泄均较缓慢,生物利用度约 50%,具有高度脂溶性,吸收后主要聚集于脂肪组织和含脂肪丰富的器官。半衰期有明显的个体差异,大多 53~61 天(25~100 天),有效血药浓度为 0.5~2μg/mL。静脉注射后 1~3min 起效,15min 作用最强,作用维持 1~3h。在体内的蛋白结合率高,主要经肝脏代谢,主要代谢产物去乙基胺碘酮仍具有与原药相同的抗心律失常作用。主要适应证：

1.治疗和预防对其他治疗无效的难复性心室颤动和血流动力学不稳定的室性心动过速。

2.AMI伴有持续性单形性室性心动过速并排除由胸痛、肺充血和低血压等原因引起者。

3.心搏骤停伴心室颤动或室性心动过速者。

4.预激综合征伴发的房室反复性心动过速或经旁道前传的心房颤动。

5.伴器质性心脏病、心功能不全的心房颤动急需转复者。

(二)用法

本品药理作用剂量有显著的个体差异,应在监测血压和心电图的条件下进行。对于致命性心律失常的治疗通常先给予负荷量,剂量可达到5mg/kg。临床常以本品150mg稀释于5%葡萄糖液100mL中缓慢静脉注射10min,或以15mg/min速度泵入。随后以1mg/min持续静脉滴注6h,6h后减为0.5mg/min静脉滴注维持共24h,总量不超过1000mg。

(三)不良反应和注意事项

1.甲状腺功能异常(甲状腺功能亢进或甲状腺功能减退)、碘过敏者禁用。

2.病态窦房结综合征、Ⅱ度或Ⅲ度房室传导阻滞、双分支阻滞、Q-T间期延长禁用本品,慎用于低血压、肝肾功能不全者。

3.本品静脉注射或静脉滴注时应监测血压和心电图。长期应用还需注意其有关副作用的监测。

4.胺碘酮与洋地黄、β-受体阻滞剂、钙通道拮抗剂等合用,可加重毒性反应,如严重心动过缓、房室传导阻滞,甚至心脏停搏。

5.本品静脉注射可致静脉炎,故应避免短期内重复使用同一静脉,或经中心静脉导管注入。

6.胺碘酮较长时间应用可引起多方面毒性作用或严重不良反应。常见的有:①肺毒性作用:弥漫性肺纤维化或间质性肺炎(发生率6%);②心脏毒性:主要有心动过缓、室性心律失常加重、扭转型室性心动过速、充血性心力衰竭恶化;③甲状腺毒性:甲状腺功能亢进、甲状腺功能减退;④眼毒性:角膜微粒沉着(30%),对视力有一定影响;⑤皮肤毒性:皮肤灰蓝色色素沉着、光过敏性皮疹;⑥肝和胃肠毒性:转氨酶增高、脂肪肝及恶心、呕吐。

十六、溴苄铵

(一)作用和用途

本品为季铵化合物,具有肾上腺素能阻滞作用,能提高心室致颤阈值,电除颤前先用此药可提高转复率,并能防止复发,为美国心脏学会列为首选药物。常用于多种抗心律失常药物无效的室颤和室性心动过速。

(二)用法

对于难治性心室颤动,5~10mg/kg 静脉推注,注射后立即电除颤,如不成功,每 15~30min 可重复给药 10mg/kg,总量不超过 30mg/kg。

(三)注意事项

对洋地黄中毒者禁用本品。

十七、纳洛酮

(一)作用、用途和用法

本品化学结构与吗啡极为相似,对三种阿片受体都有拮抗作用。对抗吗啡类药物的作用较丙烯吗啡强 30 倍,显效快,注射 1~2min 即可解除呼吸抑制。主要用于:

1.解除吗啡类镇痛药过量或中毒　能迅速完全地解除吗啡、芬太尼、哌替啶等中毒症状,特别是严重的呼吸抑制,并可借此与其他制剂产生的呼吸抑制相鉴别。成人每次 0.4mg 静脉注射,若未观察到满意疗效,再给 0.4~0.8mg,可多至 2.0mg。12 岁以下每次以 0.2mg 为宜,以后每 20~60min 给药 1 次,以维持疗效;若静脉注射困难,亦可皮下或肌内注射。对孕妇分娩使用吗啡等镇痛药引起新生儿呼吸抑制,可以 0.01mg/kg 静脉注射,然后将纳洛酮加入 5% 葡萄糖液 150mL 内缓慢静脉滴注,速度为 2.5~10µg/(kg·h)。吗啡成瘾者急性过量呼吸抑制时,每 2~3min 静脉注射 0.1~0.2mg,显效后,给药间隔时间可延长 1~2h,亦可将 0.4~0.8mg(可多至 2.0mg)溶于 5% 葡萄糖液 500~1000mL 中静脉滴注,根据病情调节滴速。

2.抗休克　休克时血液中内啡肽可高出正常值的 10 倍,大量内啡肽通过对神经系统和心血管系统阿片受体的激动作用,抑制心脏,降低血压,加重休克。本品能与内啡肽竞争阿片受体,阻断内啡肽对心血管系统作用,从而有利于纠正休克。

开始为 0.4mg 静脉注射,数分钟内未获疗效时每 30min 可重复给药或增加剂量,出现作用应延长给药间隔,并维持一段时间。

(二)不良反应和注意事项

用于吗啡类药物中毒时,偶可出现烦躁不安,亦有个别患者用本品对抗吗啡类呼吸抑制作用时,可出现恶心、呕吐、心动过速和高血压等,可能与其促进儿茶酚胺的释放有关。有高血压病史患者应用本品时注意观察血压。麻醉性镇痛药以外的中枢抑制药或其他疾病引起的呼吸抑制禁用本品。

十八、哌替啶(杜冷丁)

(一)作用和用途

本品为合成的苯基哌啶类强效镇痛药,镇痛强度为吗啡的 1/10～1/8,但作用出现快,维持时间短(2～4h),成瘾性较轻。治疗量时呼吸抑制作用与吗啡相似,对新生儿呼吸抑制作用较弱,有较弱的提高胃肠及其他内脏平滑肌张力的作用,很少引起便秘及尿潴留。本品广泛用于各种剧烈的疼痛,如创伤性疼痛、手术后、内脏绞痛、晚期癌肿及分娩痛等,但对内脏痛还应与解痉药(如阿托品)合用;用于分娩镇痛时,要估计 2～4h 内胎儿不致娩出者才可使用本药,以免引起新生儿窒息。本品常与氯丙嗪、异丙嗪组成人工冬眠合剂。麻醉前给药可消除患者对手术的紧张感,减少麻醉药用量和缩短诱导期,但要防止呼吸抑制和低血压。对心源性哮喘,可代替吗啡使用。

(二)用法

肌内或皮下注射,成人每次 25～100mg;极量 150mg/次,600mg/d;小儿每次 0.5～1mg/kg。两次用药间隔时间不宜少于 4h。

(三)不良反应和注意事项

不良反应较轻,治疗量可见眩晕、出汗、口干、恶心、呕吐、心动过速、体位性低血压。反复用药可成瘾,但较轻;突然停药可产生戒断现象,但持续较短。短时反复大剂量可引起震颤、肌肉挛缩、反射亢进以至惊厥,需用巴比妥类对抗。呼吸抑制用纳洛酮对抗。

颅脑损伤、颅内占位性病变、慢性阻塞性肺气肿、支气管哮喘、肝功能不全者慎用。婴儿、哺乳期妇女、甲状腺功能不全者忌用。高龄虚弱者减量。此外,对分娩前 2～4h 产妇不用;亦不应给 1 岁以下儿童静脉注射作人工冬眠。

十九、吗啡

（一）作用和用途

本品主要作用是抑制中枢神经，具有镇痛、催眠、镇咳、抑制呼吸的作用，用于解除各种类型的疼痛，如外伤性疼痛、手术后疼痛；强烈的胆绞痛和肾绞痛，需与阿托品合用，亦可用于麻醉前给药。由于吗啡能降低呼吸中枢兴奋性，用于治疗心脏性哮喘，如左心衰竭发生的急性肺水肿所致的心源性哮喘除可扩张血管、减轻心脏负荷及镇静外，还可降低呼吸中枢对二氧化碳的反应性，使喘息得以缓解。阿片酊还可止泻，用于急慢性消耗性腹泻。

（二）用法

皮下注射，每次 5～15mg；极量每次 20mg，60mg/d；小儿每次 0.1～0.2mg/kg，婴儿禁用。

（三）不良反应和注意事项

本品有强烈的成瘾性，用于治疗量每日 3 次，连用 1～2 周即成瘾，一旦停药可产生严重的戒断症状：烦躁不安、失眠、肌肉震颤、呕吐、腹痛、散瞳、流泪、流涕、出汗等。必须严格按照麻醉药品管理条例使用。

治疗量可出现头晕、嗜睡、恶心、呕吐、便秘及排尿困难等副作用。应用过量可致急性中毒，表现昏迷、呼吸深度抑制；新生儿及婴儿由于血脑屏障发育不全，呼吸中枢抑制作用较为明显，还表现为瞳孔极度缩小、发绀及血压下降，严重者死于呼吸衰竭。急救措施：主要采用人工呼吸，适量吸氧，静脉注射吗啡受体拮抗剂纳洛酮，一次 0.4～0.8mg，根据病情可反复应用。

禁用于婴儿、哺乳期妇女和临产期妇女；禁用于支气管哮喘、多痰咳嗽、肺源性心脏病、颅内压增高和颅脑损伤、肝功能不良患者，以及消化道和泌尿道阻塞性疾病患者等。

对于未明确诊断的疼痛，尽可能不用本品，以免掩盖病情，贻误诊治。

二十、地西泮（安定）

（一）作用和用途

本品具有镇静、催眠、抗焦虑、抗惊厥、抗癫痫及肌肉松弛作用。适用于焦虑及各种神经官能症。静脉注射可用于癫痫持续状态及各种原因引起的肌肉痉挛现象及惊厥。临床上对小儿高热、破伤风、子痫和药物中毒引起的惊厥均有较好的疗效。在内窥镜检查、心脏电复律前静脉注射地西泮能有效地产生镇静和记忆力暂时消失,消除患者的恐惧感。由于地西泮兼有抗室性心律失常的作用,静脉注射亦可用于心肌梗死。本品还有一定的麻醉及增强麻醉剂作用,可作麻醉前给药以强化麻醉。

(二)用法

口服,5～30mg/d,每次2.5～5mg,3次/d。静脉注射每次10～20mg,用于癫痫持续状态,可每隔3～4h注射1次,24h总量不超过100mg。应缓慢静脉注射,防止呼吸受抑制。

(三)不良反应和注意事项

毒性小,较安全,但也可见到嗜睡、疲倦、老年人常见便秘,中枢抑制症状也较明显;大剂量偶见共济失调、手震颤、皮疹和白细胞减少等。个别患者呈现反常效应,表现兴奋症状。妇女偶见月经不规律,超过700mg时有死亡报道。新生儿,特别是早产儿因代谢功能低下,较易引起中毒。少数患者可因长期用药产生依赖性,停药时出现戒断症状,表现为失眠、情绪激动或精神抑郁,严重者可出现惊厥。用药期间应注意:①静脉注射宜缓慢,过快可引起呼吸抑制,甚至死亡;②乙醇能增加地西泮的毒性,故用药期间要禁酒;③孕妇忌用,青光眼及重症肌无力患者禁用;④老年人及婴儿慎用。

二十一、呋塞米(速尿)

(一)作用和用途

本品为高效利尿剂,口服后20～30min开始起作用,1～2h达高峰,维持6～8h;静脉注射后2～5min开始起作用,0.5～1.6h达高峰,持续4～6h,24h后体内无蓄积作用。口服或静脉注射可用40～60mg,每天2～3次。临床主要用于轻至中度水肿和高血压,在顽固性水肿和高血压经其他利尿剂无效的肾功能损害者,可用较大及长久口服剂量。肾病综合征可与扩容液体及渗透利尿剂或抗醛固酮利尿剂合用。肺水肿用呋塞米除有利尿作用外还可减少心脏的压力负荷。顽固性心衰伴低钠血症可静脉用药,同时以等量高渗盐水补足排出的等渗液。本品可在高钙危象时增加钙排出,但不适于高钙尿及甲状旁腺功能低下者,溴氟中毒时可增加卤化物排泄量。大剂量呋塞米静脉注射或可使急性肾衰少尿期转为利尿期。大剂量或超大剂量(>500mg),可能引起肾间质损害。

（二）用法

成人开始以 40mg/d，以后视病情逐渐递增至 80～120mg/d，分 3～4 次口服；或每次 20mg，1～2 次/d，肌内注射或缓慢静脉注射，按需要可增至 120mg/d。

（三）不良反应和注意事项

肾功能损害者大量口服或静脉用药可致低钠、低钾、低氯、低钙性碱中毒和电解质失衡，有过敏反应，偶可引起高尿酸血症。强利尿作用可有血管内容量骤减之低血压或虚脱。肝硬化者致肝功能失代偿。本品可致暂时性或永久性耳聋，胃肠道并发腹泻或出血。开始宜用小量，与链霉素、卡那霉素有协同作用，可抑制氨基糖苷类药物的排出，应避免同时使用。

二十二、甘露醇

（一）作用、用途和用法

本品为渗透性利尿剂，临床上用其高渗溶液以达到脱水及利尿的效果。其利尿作用一般在静脉注射或静脉滴注后 10min 开始，2～3h 达到高峰，可维持 6～8h。用作脱水药降低颅内压，15min 内显效，持续 3～8h。降低眼内压，30～60min 显效，持续 4～6h。

1.治疗脑水肿及青光眼　治疗由脑瘤、头部创伤、脑缺氧等引起脑水肿及颅内压增高以及青光眼引起的眼内压升高。常用剂量为 1～2g/kg。一般成人可用 20%甘露醇 250mL 静脉滴注，必要时每 4～6h 一次。也可与 50%葡萄糖液 60mL 每 6h 一次/交替使用。滴入速度宜快，15～20min 滴完。

2.治疗急性少尿，预防急性肾功能衰竭　大面积烧伤、广泛外科手术及严重创伤时，常因血容量降低、肾小球滤过率下降而出现少尿，如不紧急处理，极易发生肾功能衰竭，甘露醇应用及时仍有利尿效果，可预防肾功能衰竭。可先用 20%甘露醇 50～100mL 于 3～5min 内静脉注入，若尿量增加不到 40mL/h，则按照器质性肾衰处理。若尿量明显增加则可继续应用，使尿量达 100mL/h。

3.治疗肾病综合征性水肿　一般肾病综合征性水肿不宜常规使用甘露醇，但对于肾病综合征顽固性水肿，在用一般利尿剂无效时，可先用渗透性利尿剂扩容（例如，静脉注射 20%甘露醇 100mL），然后用呋苯胺酸、氢氯噻嗪和安体舒通等利尿剂治疗。

（二）不良反应和注意事项

有一过性头痛、眩晕、发热、畏寒。个别患者有变态反应，滴注 3～6min 后打喷嚏、流鼻涕、舌肿、呼吸困难、发绀等。

本品低室温时易析出结晶,用前需用热水浸泡药瓶使其溶解后才可应用;心力衰竭、器质性肾衰少尿水肿时禁用,以免静脉注射使血容量扩张和加重病情。

二十三、地塞米松(氟美松)

(一)作用和用途

糖皮质激素有显著的抗炎、抗毒、抗休克、抗过敏和抑制免疫作用,对危重患者治疗有益,但因其作用往往是暂时性的对症处理,故必须同时采取病因治疗和综合性治疗措施。

地塞米松抗炎作用为氢化可的松的 25 倍,半衰期长达 300min,适用于脑肿瘤、头部损伤、开颅术所引起的脑水肿,以早期应用大剂量为原则;对氯氨铂所致的呕吐,本品具有抗呕吐作用。亦可用于各种严重危急的细菌性感染性疾患、严重变态反应性疾病、自身免疫性疾病、器官移植的排斥反应、急性白血病、恶性淋巴瘤、垂体瘤、重症肌无力、某些肝脏疾病、某些眼科疾病和严重的皮肤病变。

对急性呼吸窘迫综合征(ARDS)的应用,原则是早用、大量、早撤。如地塞米松 20~30mg,每 8h 静脉注射 1 次。

临床应用糖皮质激素治疗休克:①必须使用大剂量,地塞米松 4~6mg/kg,4~6h 一次;②静脉注射效果优于静脉滴注;③休克发生后 4~6h 以内早期给药;④短程大剂量治疗 24~72h,并无明显毒性。

(二)用法

1.口服　成人开始剂量 1.5~9.0mg/d,分 3 次,维持量 0.5~0.7mg/d。小儿 1~5 岁 0.5~1mg/d,6~12 岁 0.25~2mg/d,分 2 次。

2.静脉注射、静脉滴注　成人 5~40mg/次,1~2 次/d;小儿 1~2.5mg/次,1~2 次/d。

(三)不良反应和注意事项

长期应用不良反应可有:①类肾上腺皮质功能亢进症;②并发和加重感染;③诱发和加重消化性溃疡;④诱发精神症状;⑤诱发高血压和动脉粥样硬化,抑制生长发育;⑥肾上腺皮质功能不全;⑦糖尿病;⑧骨质疏松。

长期应用本品的患者:①在手术时及术后 3~4 天内,常需酌增用量,以防止出现皮质功能不全;②一般外科患者不宜应用,以免影响伤口愈合;③与抗菌药物并用于细菌感染性疾患时,应在抗菌药物之后使用,而停药在停用抗菌药物之前,以免掩盖症状,延误治疗;④严重肝病者忌用。

二十四、氢化可的松

(一)作用和用途

1.对各种原因引起的炎症有强大的抗炎作用。在炎症早期,可减轻渗出、水肿、毛细血管扩张、白细胞浸润及吞噬反应,从而改善红、肿、热、痛等症状。在炎症后期,能抑制成纤维细胞的增生,延缓肉芽组织的生成,防止粘连和疤痕的形成,减轻后遗症。

2.对免疫过程许多环节均有抑制作用,抑制巨噬细胞对抗原的吞噬和处理,减少淋巴细胞数量,抑制细胞免疫和体液免疫。

3.超大剂量能扩张痉挛的血管和加强心脏收缩,改善休克状态。还能提高机体对细菌内毒素的耐受力,特别是中毒性休克。

4.刺激骨髓造血功能,使红细胞和血红蛋白含量增加,大剂量可使血小板增多,并提高纤维蛋白原浓度,缩短凝血时间,促使中性白细胞增多、淋巴细胞减少、淋巴组织萎缩。

5.提高中枢神经兴奋性。此外,可升高血糖,促进蛋白质分解,促进脂肪分解,并重新分布,有较弱的盐皮质激素作用,潴钠排钾。

用于急慢性肾上腺皮质功能减退症的补充治疗;严重急性感染,如中毒性菌痢、重症伤寒、急性粟粒性肺结核等;防止某些炎症后遗症,如结核性脑膜炎、心包炎、风湿性心瓣膜病、睾丸炎。对虹膜炎、角膜炎、视神经炎等非特异性眼炎,可迅速消炎止痛,防止角膜混浊和发生疤痕粘连;自身免疫性疾病和过敏性疾病,如风湿热、风湿性及类风湿性关节炎、全身性红斑狼疮、皮肌炎、肾病综合征等,应用后可缓解症状;异体器官移植手术后所产生的排异反应也可应用;荨麻疹、过敏性鼻炎、支气管哮喘的辅助治疗;感染中毒性休克时,在有效的抗菌药物治疗下可及早短时间突击使用;心源性休克、低血容量性休克、过敏性休克的辅助治疗;急性淋巴性白血病、再生障碍性贫血、粒细胞减少症、血小板减少症和过敏性紫癜的治疗。

(二)用法

成人:补充疗法,口服 20～30mg/d,分 2 次。

药理治疗:口服 60～120mg/d,分 3～4 次;维持 20～40mg/d;静脉滴注 100～200mg/次,加入生理盐水或 5% 葡萄糖液 500mL,1～2 次/d。

儿童:补充疗法,口服 4mg/(kg·d),分 3～4 次。

静脉滴注:4mg/(kg·d),于 8h 内滴入或分 3～4 次滴入。

(三)不良反应和注意事项

不良反应有:①大剂量静脉滴入,偶可发生全身过敏性反应,包括面部、鼻黏膜、眼睑肿胀、荨麻疹、胸闷、气短、喘鸣等;②长程用药可以引起以下副作用:医源性柯兴面容和体态、体重增加、下肢浮肿、紫纹、易出血倾向、创口愈合不良、痤疮、月经紊乱,肱骨或股骨头缺血性坏死、骨质疏松或骨折、肌无力、肌萎缩、低血钾综合征、消化性溃疡或肠穿孔、儿童生长抑制、青光眼、白内障、糖耐量减退和糖尿病加重;③患者可出现精神神经症状:欣快感、激动不安、谵妄、定向力障碍,也可表现为抑制。

注意事项有:①以下情况不宜用糖皮质激素:严重的精神病史、活动性胃十二指肠溃疡、新近胃肠吻合术后、严重的骨质疏松、明显的糖尿病、严重的高血压、未能用抗菌药物控制的病毒、细菌、真菌感染;②长期大量使用时不可突然停药,应逐渐减量或给予中等剂量 ACTH 后逐渐停用,宜控制钠盐的摄入量,并同时服用氯化钾;③细菌感染需加大有效抗菌药的剂量;④妊娠早期应用可致畸胎;⑤与苯妥因合用可减弱糖皮质激素作用,与维生素 A 合用可减弱其抗炎作用,与口服避孕药合用可使糖皮质激素的作用增强,与水杨酸盐并用可使消化性溃疡的发生率增加。

二十五、胰岛素(RI)

正规胰岛素(RI)或称普通胰岛素,系速效胰岛素,是从猪或牛的胰岛 β 细胞中分离出的含 51 个氨基酸的小分子蛋白质。近年来已可通过用酵母菌或大肠杆菌的基因工程技术生产基因重组人胰岛素,与人体产生的 RI 无差别,已用于临床。

(一)作用和用途

作用:

1.促进血中葡萄糖进入细胞内,并促进葡萄糖的有氧氧化,产生能量。同时能促进肝脏和肌肉糖原的合成和储存。

2.促进脂肪合成,抑制脂肪的分解和脂肪酸的增加,抑制酮体的产生。

3.促进氨基酸进入细胞内,增加蛋白质的合成,抑制蛋白质的分解。

用途:

1.糖尿病酮症酸中毒及高渗性昏迷。

2.所有 1 型糖尿病(IDDM)。

3.糖尿病合并严重感染时,或消耗性疾病时。

4.糖尿病围手术期(术前、中、后)。

5.RI可与钾盐、葡萄糖组成极化液,用于治疗心肌梗死和防治心律失常。

6.RI加入葡萄糖液中可治疗高钾血症。

7.2型糖尿病(NIDDM)经饮食控制和口服降血糖药物疗效不佳或无效时。

8.妊娠及分娩的糖尿病患者。

9.营养不良的糖尿病患者。

(二)用法

1.糖尿病酮症酸中毒及高渗性昏迷　在补液纠正脱水和电解质紊乱的同时首先选择静脉途径使用 RI,若血糖 $>32mmol/L$(600mg/dL),可先静脉推注 $8\sim12U$,然后加入生理盐水中,每小时静脉输入 6U,使血糖以每小时 5.6mmol/L(100mg/dL)左右的速度下降,当血糖下降至 14mmol/L(250mg/dL)左右时改用糖:胰比值为 $2\sim6:1$ 的溶液输入,或 RI $2\sim3U/h$ 加入生理盐水中输入。病情稳定、能进食后改为餐前 30min 皮下注射。

2.1 型糖尿病患者　一般采用每餐前 30min 皮下注射 RI,剂量根据血糖及尿糖水平调整,剂量分配一般以早餐前最多,晚餐前次之,午餐前最少。对于某些 1 型糖尿病,还可根据情况与中效或长效胰岛素联合用药,或使用混合制剂。

3.糖尿病合并严重感染或消耗性疾病　常用 RI 治疗,有利于感染的控制和病程的缩短。严重感染时常静脉滴注 RI,剂量根据血糖水平而定。对感染程度较轻,或慢性感染,如肺结核或其他消耗性疾病等,可使用餐前半小时皮下注射 RI,或与中、长效制剂联合用药。2 型糖尿病在感染控制后可改为口服降血糖药物。

4.糖尿病围手术期　①较大的手术,特别是手术后需要禁食者,常在术前 $2\sim3$ 天采用 RI 治疗(可皮下餐前 30min 注射),也可用 RI 加于 5%$\sim$10% 葡萄糖生理盐水中按糖:胰$=2\sim10:1$ 静脉输入,使血糖维持在 $6\sim8mmol/L$;②术中及术后也采用 RI 加入 5%$\sim$10% 葡萄糖生理盐水中静滴,糖、胰比例根据血糖水平而定。术中应每 2h 测血糖 1 次,以便调整 RI 剂量,术后可根据病情,每日测 $2\sim4$ 次血糖。术后可进食而不需大量输液者,可采用每餐前 30min 皮下注射 RI(每餐碳水化合物需在 50g 以上者),术后不能进食者,输入葡萄糖应在 150g/d 以上,并根据血糖输入相应比例的 RI。

5.其他适应证可参照以上相应原则进行

(三)不良反应及注意事项

1.过敏反应　多发生于使用猪或牛胰腺提取 RI 治疗的患者,轻者可出现注射局部红、肿,严重者出现全身性血管神经性水肿、荨麻疹,甚至过敏性休克。目前使用的高纯度 RI 和人胰岛素过敏反应已很少见。

2.低血糖　在 RI 使用过程中最常见,多因为剂量过大、或进食太少引起。其表现常为多汗、心悸、烦躁、心动过速,严重者出现精神障碍、行为异常、嗜睡、抽搐或昏迷,长时间可引起大脑不可逆损害甚至死亡。

3.RI 抗体的产生　常在使用猪或牛胰岛素 1 个月以上出现,血中 RI 抗体滴度较高时可出现胰岛素抵抗或低血糖的发生,在一些长期使用 RI(猪或牛)的 1 型糖尿病可出现血糖波动大(脆性糖尿病)现象。采用人胰岛素制剂后,这种抗体滴度将会逐渐降低。

4.胰岛素水肿　部分患者在用 RI 的初期(1~3 周),出现不同程度的水肿,以下肢及面部多见,1~2 周后可自行缓解,不需停药。

5.其他不良反应　一过性屈光不正,出现视力模糊;皮下脂肪萎缩,硬结等。

二十六、碳酸氢钠

(一)作用和用途

目前对复苏时碳酸氢钠的应用尚存在争议,过去曾作为一线药物,认为呼吸循环停止时,机体出现的呼吸性和代谢性酸中毒可降低室颤率,降低心肌收缩力,降低血管舒缩功能,还可通过激活溶酶体酶而引起细胞损伤,因此提倡使用碱性药物。现在研究表明,心搏骤停时酸中毒主要为呼吸性酸中毒而非代谢性酸中毒,早期可通过良好的通气而有效地维持酸碱平衡;相反,反复应用 5% 的碳酸氢钠溶液对复苏不利。其主要害处在于:①加重组织缺氧:碳酸氢钠能增加血红蛋白与氧的结合力,使氧离曲线左移,抑制组织细胞对氧的摄取;碳酸氢钠在体内分解成 CO_2,使细胞内酸中毒及红细胞内 2,3-二磷酸甘油酸含量降低,导致组织氧供减少;输入大量碳酸氢钠可造成严重的高钠血症、高渗血症,血黏度增加,易形成血栓,使组织缺氧坏死。②降低心肌收缩力:碳酸氢钠分解成 CO_2 和 H_2O,CO_2 很快进入心肌细胞内,产生酸中毒而抑制心肌收缩力;高钠、高渗使冠脉内血液黏稠,易形成血栓而致心肌细胞坏死;③抑制脑细胞功能:高钠血症加重脑水肿;代谢性碱中毒加重脑缺氧;高渗血症使脑血管阻力上升,脑血流量下降。目前认为复苏早期(10min内)不宜用碳酸氢钠,但随着心搏骤停时间的延长,碳酸氢钠仍然是复苏时重要的药物。

（二）用法

1mmol/kg 静滴（1mL 5％碳酸氢钠溶液相当于 0.6mmol 碳酸氢钠），以后根据动脉血气分析结果应用。

第二节　常用急性中毒解毒药

临床上用于解救急性中毒的药物称为解毒药。根据解毒药物的作用特点和疗效，可分为一般性解毒药与特异性解毒药。前者解毒谱广，可用于多种毒物中毒，但无特效作用，多用于辅助治疗，如吸附毒物的活性炭，沉淀生物碱类的鞣酸，保护黏膜并减少毒物刺激的牛奶、蛋清等。后者解毒作用具有针对性，对某种或某类毒物具有特异的对抗解毒作用，解毒效能高。但是，目前多数毒物尚无特效解毒药，而且特异性解毒药本身也有局限性。因此，在根据患者中毒的种类、中毒量、病情选择用药的同时，也应重视并采取其他保护性和对症急救措施。

一、药理学

解毒药物种类繁多，作用机制各不相同。常用解毒药可分为以下几种作用方式：

1.物理性　物理性主要是除去或制止毒物的吸收，如活性炭可吸附毒物；蛋清、牛奶可起沉淀重金属，保护黏膜等作用。

2.化学性　改变毒物的理化性质，使其毒性降低，如弱酸能中和强碱；弱碱能中和强酸；二巯基丙醇能夺取已与组织中酶系统结合的金属，使其变成不易分解的络合物。

3.生理拮抗性　可以拮抗毒物对人体生理功能的扰乱作用。如纳洛酮可拮抗吗啡类药对中枢和呼吸的抑制作用等。

二、有机磷酸酯类解毒药

有机磷酸酯类毒物包括有机磷农药和神经性毒剂，它们主要是形成磷酰化胆碱酯酶而抑制体内胆碱酯酶的活性，使其失去水解乙酰胆碱的能力，导致作用部位乙酰胆碱增加，出现毒蕈碱样和烟碱样症状。解毒药物主要为胆碱酯酶复能剂和抗胆碱药两类。前者在体内先与磷酰化胆碱酯酶结合后，再裂解而恢复胆碱酯酶的活性;后者主要是直接解除毒蕈碱样作用。其用药原则是尽早用药、联合用药、足量用药、重复用药。

1.抗胆碱能药　阿托品为解救中毒的关键性药物。应该早期、足量、反复给药及快速阿托品化。用法:轻度中毒一般首次 1~2mg,皮下或肌内注射;中度中毒为 3~5mg,肌内或静脉注射;重度中毒为 5~15mg,静脉注射;极重时可增至 20~40mg,每隔 5~30min 再重复应用。但阿托品对 N 样作用无效,也不能恢复胆碱酯酶活力,因此要与胆碱酯酶复能剂联合应用。患者使用较大剂量阿托品后,出现谵妄、躁动、幻觉、高热、皮肤潮红、心动过速、尿潴留等现象时,属阿托品中毒表现,应减量或停用阿托品,并可用毛果芸香碱解毒。

2.胆碱酯酶复能剂

(1)碘解磷定(PAM):又名碘磷定、解磷定,为强效胆碱酯酶复活剂,0.5g/支。轻度中毒:成人 1 次 0.5g,缓慢静脉注射,必要时 2~4h 重复,小儿每次 15mg/kg。中度及重度中毒:首剂 1.0~1.5g,静脉注射或滴注,以后 2~4h 给予 0.5~1.0g,24h 不超过 8g。不可肌内注射。

(2)氯解磷定(PAM-Cl):又名氯磷定,0.25g/支,0.5g/支。轻度中毒时肌内注射 0.5g,必要时 2~4h 重复 1 次;中度中毒 0.75~1.0g,肌内注射,2~4h 重复注射 0.5g;或于首剂后,改为 0.25g/min,静脉滴注。

(3)解磷注射液:为阿托品、贝那替嗪、氯磷定组成的复方注射液。2mL/支,具有起效快、疗效显著的特点。轻度中毒:0.5~1 支,肌内注射。中度中毒:1~2 支,同时配合使用氯磷定 0.3~0.6g,如有 M 样中毒症状,可用阿托品 1~2mg。重度中毒:2~3 支;必要时加用氯磷定 0.6~0.9g 或阿托品 2~3mg。

3.注意事项

(1)若应用上述药物量已够大,但患者病情仍未改善时,可能由于服入的有机磷仍继续从胃肠道或皮肤吸收,应清洗皮肤,去掉污染的衣服,充分洗胃,留置胃管,每隔 4~6h 进行一次。

(2)胆碱酯酶复活剂仅对形成不久的磷酰化胆碱酯酶有作用,如中毒时间过久已老化,酶活性即难以恢复,故应及早用药。而且,它对体内蓄积的乙酰胆碱无直接作用,故应与阿托品联合应用。

三、金属及类金属中毒的解毒药

本类解毒药多为金属络合剂,能与金属或类金属离子结合成络合物,使毒性降低或成为无毒的可溶性物质,随尿排出。

1.二巯丙醇 二巯丙醇又名二巯基丙醇,注射剂 0.1g/1mL,0.2g/2mL。主要用于砷、金和无机汞引起的全身性中毒;与依地酸钙合用治疗铅中毒,对减轻锑、铋、铊中毒有某些作用。对砷、镉等引起的皮炎或皮肤损伤有效。此外,对路易士剂中毒以及肝豆状核变性均有良好效果。一般 2.5～4mg/kg,深部肌内注射 4～6h 一次,3 天后 6～12h 一次,持续 7～14 天或症状消失为止。严重肝功能不良者禁用。

2.二巯丁二钠 二巯丁二钠又名二巯基丁二钠,二巯琥钠。粉针剂 0.5g/支,1g/支。作用与二巯丙醇相同,对酒石酸锑钾的解毒效力较二巯丙醇强 10 倍。适应证基本同二巯丙醇。用法:急性中毒:首次 2g,稀释后静脉注射,以后每小时 1 次,1g/次,共 4～5 次。亚急性中毒:每次 1g,每日 2～3 次,共 3～5 天。慢性中毒:每次 1g,每日 1 次,一疗程 5～7 天,可间断用 2～3 个疗程。水溶液不稳定,宜临用前配制。

3.二巯丙磺钠 二巯丙磺钠又名解砷灵,注射剂 0.25g/5mL,0.125g/2mL。药理作用与二巯丙醇大致相同,用于治疗汞、砷中毒,也用于路易士剂中毒。常用量为 5mg/kg,肌内注射,第 1 天每 6h 一次,第 2 天 2～3 次,以后每日 1～2 次。

4.青霉胺 片剂每片 0.95g,1g。治疗肝豆状核变性,每日 1～2g,分 3～4 次服。治疗铅、汞中毒,每日 1g,分 4 次服,5～7 天为一疗程。儿童 4～10mg/kg,分 4 次服。治疗类风湿性关节炎,开始每日 0.125～0.25g,以后每 1～2 个月增加 0.125～0.25g,常用维持量为 0.25g/次,每日 4 次。对本品过敏者禁用。

5.依地酸钙钠 依地酸钙钠又名解铅乐,注射剂 1g/5mL。对无机铅中毒疗效较好,对四乙基铅中毒无效。促进钍、镭、钚、钇等的排除。用法:1g,加入生理盐水 250mL 或 500mL 静滴,也可稀释后静注。之后每次 0.5～1g,每日 2 次,共 5 天。日最大剂量不超过 75mg/kg,为减少疼痛,常加普鲁卡因,最终浓度为 1.5%。肾功能不全者禁用。

6.去铁铵 粉针剂 0.5g/支。主要用于急性铁中毒。首次剂量 1g,之后每 4h 0.5g,每日不超过 6g,肌内注射或静脉注射。口服铁中毒者,可洗胃后留置去铁铵 5～10g 的水溶液在胃中。对本品过敏者禁用。

四、氰化物中毒的解毒药

氰化物中毒解毒剂主要包括 3 类:

(1)高铁血红蛋白形成剂:如亚硝酸异戊酯、亚硝酸钠、亚甲蓝。

(2)供硫剂:主要是硫代硫酸钠。

(3)氰化物结合剂:如羟钴胺、依地酸二钴等。

1.亚硝酸异戊酯　吸入剂:0.2mL/支。主要用于氰化物中毒的急救,也有用于硫化氢中毒的早期救治。用法:立即用布包并压碎安瓿吸入,每次15s,每分钟吸1支,直到静脉注射亚硝酸钠溶液。

2.亚硝酸钠　注射剂0.3g/10mL。用于氰化物中毒或硫化氢、硫化钠中毒。用法:成人每次10~15mL静脉注射,每分钟2~3mL;随后静脉注射25%~50%硫代硫酸钠溶液25~50mL。必要时,0.5h或1h后重复。小儿按6~12mg/kg使用。6-磷酸葡萄糖脱氢酶缺乏、遗传性高铁血红蛋白血症以及CO和氰化物混合中毒者禁用。本品不能与硫代硫酸钠溶液混合注射。

3.亚甲蓝　亚甲蓝又名美蓝,注射剂20mg/2mL,50mg/5mL,100mg/10mL。用于高铁血红蛋白血症、氰化物中毒、遗传性高铁血红蛋白血症。用法:治疗高铁血红蛋白血症,1~2mg/kg,配制成1%溶液,静脉注射5min。必要时1h后重复。氰化物中毒则用5~10mg/kg,或用1%注射液50~100mL,加入葡萄糖液中静脉注射,总量可达2~3g,应与硫代硫酸钠溶液交替使用。注意6-磷酸葡萄糖脱氢酶缺乏者禁用。

4.硫代硫酸钠　注射剂0.32g/支,0.64g/支。适用于氰化物、硝普钠等中毒的急救。也用于砷、汞、铋、碘中毒的治疗。用法:氰化物或氢氰酸中毒,在注射亚硝酸钠溶液后,12.5~25g(25%~50%溶液50mL)或200mg/kg.缓慢静脉注射,每分钟不超过5mL。1h后可重复给药。小儿剂量为0.25~0.5g/kg。硝普钠中毒可单独使用本品。该药静脉注射过快可引起血压下降。本品不宜与亚硝酸钠混合注射。

5.羟钴胺　注射剂1mg/1mL,500μg/1mL,100μg/1mL。用法:治疗氰化物中毒,首剂50mg/kg,静脉注射或滴入。维持量为每小时25mg。治疗维生素B_{12}缺乏症,0.25~1mg肌内注射,隔日1次,共1~2周。对本品过敏者禁用。

五、其他解毒药

1.纳洛酮　注射剂0.4mg/支,为吗啡的完全拮抗剂,和阿片受体结合而与吗啡竞争,其亲和力较吗啡强,无内在活性。常用于麻醉镇痛药(海洛因、吗啡、可待因、哌替啶)、乙醇、地西泮等中毒的解救,起效时间为5~12min,作用持续时间

45～90min。用法：皮下、肌内或静脉注射，1 次 0.4～0.8mg 或 0.01mg/kg，根据病情可重复给药。

2.乙酰胺　乙酰胺又名解氟灵，注射剂 2.5g/5mL，是治疗鼠药氟乙酰胺中毒的重要解毒剂。用法：2.5～5g，肌内注射，每日 2～4 次。或每日 0.1～0.3g/kg，分 2～4 次肌内注射，一般连用 5～7 天。严重中毒时每次可用到 10g。

3.精制抗蛇毒血清　精制抗蛇毒血清是目前蛇毒伤治疗特效药，一般是用某种蛇毒或经减毒处理的蛇毒免疫马，使其产生相应的抗体，采集含有抗体的血清精制而成。早期应用疗效较好，最好在 4h 内静脉注射，12～24h 以后应用难以奏效。使用前应做皮肤过敏试验，对严重中毒有生命危险者，先用 1～2mL 抗毒血清，经稀释后缓慢静注，并同时使用抗过敏药物，如地塞米松、苯海拉明等，观察 30min，如无过敏反应，加快滴入所需的抗毒血清。常用的抗毒血清有精制抗蝮蛇毒血清、精制抗五步蛇毒血清、精制抗银环蛇毒血清、精制抗眼镜蛇毒血清、多价抗蛇毒血清等。

4.上海蛇药　由多种中草药配制而成。适用于蝮蛇、竹叶青蛇咬伤，对眼镜蛇、银环蛇、五步蛇等咬伤也有治疗效果。用法：1 号注射液第 1 天每 4h 肌内注射 1 支，以后每日 3 次，每次 1 支，总量 10 支。2 号注射液每 4～6h 肌内注射 1 支，3～5 天为一疗程。

5.南通蛇药　片剂 0.3g/片。用于多种毒蛇咬伤或蜂、蝎、虫毒。用法：咬伤后立即口服 5 片。轻度者每次 5 片，每日 3 次；重症患者每次 5～10 片，每 4～6h 一次。连续服用至症状消失。也可外用，本品 2 片，温开水溶化后涂抹伤口。

第三节　急诊抗菌药物

抗菌药物为感染性疾病提供了重要的治疗措施，明显降低了病死率和并发症的发生率。目前临床上常用的抗菌药物已达数百种，由于应用广泛，导致产生耐药菌株，削弱机体防御机能，而且有些抗菌药物有一定毒副反应。应用抗菌药物预防和减少不良反应的发生，避免或减少细菌产生耐药性是十分必要的。

急诊抢救患者过程中始终都面临着感染问题，选择抗菌药物更有其重要性。由于病情的急、重、危的复杂性或伴有多脏器的损害，用药时要快速作出决策，既能达到速效，又能避免不必要的毒副反应；甚至要考虑到联合用药，扩大抗菌谱，提高疗效，提高危重患者的抢救成功率。

危重患者有下列情况之一者，应考虑使用抗菌药物治疗：患者有症状和体征提示局灶性感染,如肺炎、尿路感染、创面等感染;若病情较重,在未获得细菌培养之前估计可能的致病菌,立即选用适当的抗菌药物或联合应用;老年患者即使局部症状不重也应尽早开始应用抗菌药物治疗;败血症患者无论有无明显感染来源或病原菌是否明确均需紧急治疗;危重患者白细胞减少排除病毒感染可能者;心瓣膜病患者出现寒颤、发热、有感染性心内膜炎可能者。

肝、肾功能损害可能是危重患者的原发病因或多系统器官衰竭的一部分,也可能是治疗中的毒副反应,在抢救过程中及时发现肝、肾功能损害并了解其程度,这对抗菌药物的选择及剂量和使用时间是很重要的。

临床医师在重症监护室常面对严重威胁生命的感染,必须选择适宜的抗菌药。理想的药物应是无毒性、价廉,能选择性地杀灭微生物和保持宿主菌丛的完整性。在对危重病人治疗前需事先证实致病的微生物而选用广谱抗生素或联合用药。

目前临床上存在着普遍而严重的滥用抗菌药物问题。抗菌药物发展带来的负效应有三个:①滥用抗菌药物,导致了大量耐药菌株的出现;②不合理使用抗菌药,导致机体菌群失调,引起二重感染以及消化不良等症状;③抗菌疗法"药到病除"的假象,使医护人员对抗菌药物过分依赖,忽视了抗感染的一般原则,使抗感染治疗失败;还降低了对消毒、隔离、无菌操作等控制感染传播措施的重视,造成了院内感染流行,而且增加了医疗费用。

合理使用抗菌药物系指在明确指证下选用适宜的抗菌药物,并采用适当的剂量和疗程,以达到消灭致病微生物和(或)控制感染的目的;同时采取各种相应措施以增强患者的免疫力和防止各种不良反应的发生。涉及的内容很多,如应用抗菌药物及其各种联合的适应证;抗菌药物的抗菌活性、药动学和药效学;感染性疾病的经验用药;抗菌药物的剂量、疗程、给药途径;特殊情况下,如肝、肾功能减退、年老、年幼、妊娠、免疫缺陷、难治性感染等抗菌药物的应用。

一、急诊抗菌物应用的基本原则

1.及早确定病原诊断　根据发生感染的解剖部位和诱因,可大致判断致病菌种类,并供选用敏感抗生素的参考。

(1)皮肤伤口或切口感染。常见的细菌是厌氧菌,其次是大肠杆菌,少见的有克雷伯菌、变形杆菌及假单胞菌。

(2)院外感染。肺炎多由病毒、肺炎球菌或支原体引起。危重患者在住院期间发生肺炎的常见诱因有:①气管造口或使用呼吸器,上呼吸道细菌吸入肺内;②昏迷患者咳嗽、会厌反射障碍使胃内容物、口腔分泌物不断被吸入。

(3)由医院工作人员手污染及经雾化器吸入。常见肠杆菌、克雷伯菌、变形杆菌、大肠杆菌等。

(4)留置导尿和器械操作引起的尿路感染。常见的是大肠杆菌、变形杆菌、假单胞菌。

(5)各种监测导管和静脉插管的感染。由假单胞菌、肠杆菌、表皮葡萄球菌、肠球菌引起。

及早、积极地确定病原诊断,并测定对各种有关抗菌药物的敏感度(药敏),是正确合理使用抗菌药物的先决条件。严重感染,如败血症、心内膜炎、化脓性脑膜炎在治疗过程中更应监测血清或脑脊液中抗菌药物浓度、杀菌滴度。

2.经验用药　在开始治疗的最初 24～48h,通常缺乏感染微生物的详细资料,抗生素的选用是经验性的,但最初的治疗十分重要。经验用药依据:①经病史、体检和辅助检查初步确定的感染部位和可能性最大的感染病原;②既往患者应用抗生素的情况;③患者对药物的耐受性,尤其是肝肾功能和药物过敏史;④近年本地区本医院内细菌对抗生素的耐药情况。

在选用抗生素过程中应严格注意以下几点:

(1)根据适应证严格选用抗生素,每种抗生素均有其一定的抗菌谱。应根据病情、细菌感染种类严格选择。

(2)要考虑药物的不良反应、微生物耐药性、药物供应情况及药价等。

(3)避免滥用抗生素

1)抗生素对各种病毒感染无效,若滥用于上呼吸道感染、咽痛等,不仅无益,反而有害。

2)对发热原因不明的患者,除非病情特重或疑有感染灶存在,一般不轻易使用抗生素,以免掩盖病灶,贻误诊治时机。

3)在皮肤、黏膜除应用主要供局部应用的抗生素外,应尽量避免使用其他抗生素,防止因局部用药而引起抗药性。

4)应避免不必要的联合应用抗生素。

3.正确选择用药剂量、途径和疗程　急诊中感染往往是严重的、暴发性的,患者的基础疾病严重,正常的机体防御机能受损、免疫力低下,因此抗生素的应用均应采取静脉途径,因为口服吸收不稳定,在血流动力学受损的情况下肌内注射吸收也不可靠。若需联合用药,应将每种抗生素分别稀释后静脉滴注,即使无配伍禁忌,也不和其他药物混合。

抗生素的剂量,如青霉素类、头孢菌素类,疗效随剂量的增大而提高,药物毒性较小的抗生素,通常采用成人的标准剂量(g/d)而不是按患者的体重计算。而对于如氨基糖苷类、万古霉素等药物治疗剂量范围较窄、毒性较大的抗生素则应根据体重给予药物剂量,且在用药过程中监测血清浓度和肾功能。

抗生素的给药间歇,一般选择 $3\sim4$ 倍的药物半衰期($t_{1/2}$),如大多数 β-内酰胺类抗生素静脉给药的 $t_{1/2}$ 约 1h,故静脉注射青霉素或头孢菌素一般每 4h 给药一次。而头孢唑啉、拉氧头孢和头孢哌酮的 $t_{1/2}$ 为 $1.5\sim2.5h$。故这些药物通常每 $6\sim8h$ 给药一次。

抗菌药物一般宜继续应用至体温正常、症状消退后 $3\sim4$ 天,如临床效果不佳,急性感染在用药后 $48\sim72h$ 考虑调整。

4.联合应用抗菌药物指证

(1)原因未明的严重感染,采集有关标本送检后即予抗菌药物联合治疗。

(2)单一抗菌药物不能控制的严重混合感染,如创伤感染、尿路感染、肠穿孔后腹膜炎、免疫缺陷者混合感染。

(3)单一抗菌药物不能有效控制的心内膜炎或败血症,如肠球菌性心内膜炎、耐药金葡萄或绿脓杆菌败血症。

(4)较长期用药细菌有产生耐药性者,如结核病、慢性尿路感染、慢性骨髓炎等。

(5)联合用药可减少个别药物的用量从而减少其毒性反应者,如两性霉素 B 和 5-氟胞嘧啶联合治疗深部真菌病。

(6)加入易于透入某些组织的药物,从而可更好地控制感染,如 SD、氯霉素和磷霉素易于透过血脑屏障进入脑脊液,克林霉素和磷霉素易于透入骨组织。

(7)具有针对性的二种抗菌药物联合应用,以期达到明显协同作用,如青霉素、头孢菌素类和氨基糖苷类之间二药联合应用。

(8)增效剂或酶抑制剂与抗菌药物的联合应用,如 TMP 与磺胺药或抗生素合用,β-内酰胺酶抑制剂克拉维酸或舒巴克坦与青霉素类或头孢菌素类的合用。

(9)根据药物相互作用的原理,抗菌药物与其他药物联合应用以提高疗效,如青霉素与丙磺舒合用可延缓青霉素的排泄。

随着抗菌药物作用机制研究的进展,目前可将抗菌药物分为四大类:第一类为繁殖期杀菌剂,如青霉素类、头孢菌素类、万古霉素等;第二类为静止期杀菌剂,如氨基糖苷类、多黏菌素类(对繁殖期和静止期的细菌均具杀灭作用)等;第三类为快效抑菌剂,如四环素类、氯霉素类、大环内酯类等;第四类为慢效抑菌剂,如磺胺药

TMP、环丝氨酸等。第一类与第二类合用常可获得协同作用;第三类与第二类合用常可获得累加或协同作用;第三类与第四类合用常可获得累加作用;第四类药物对第一类无重要影响,合用后能产生累加或无关作用。

5.不适当联合用药或滥用抗菌药物的弊端

(1)产生拮抗作用。联合应用杀菌剂加抑菌剂,特别是 β-内酰胺类药物加速效抑菌剂常产生拮抗作用,如青霉素 G 加氯霉素治疗肺炎球菌脑膜炎的病死率高于单用青霉素 G。新近已发现有些 β-内酰胺类药物,特别是头孢甲氧噻盼可诱导某些革兰阴性杆菌(绿脓杆菌、枸橼酸杆菌等)产生 β-内酰胺酶,如以头孢甲氧噻盼联合氧哌嗪青霉素治疗绿脓杆菌感染,可出现拮抗作用。

(2)增加耐药菌株定植和二重感染。联合抗菌药物治疗时,因抗菌谱广,可抑制或杀灭宿主正常菌群中的敏感菌,导致耐药菌株的增殖,特别是真菌、梭状芽孢杆菌或某些革兰阴性杆菌等定植增生,造成二重感染。耐药菌还可播撒至环境,致耐药菌医院内感染增加。

(3)增加药物的毒副反应。不合适的联合用药,可使药物的毒副作用增加,如头孢噻盼联合庆大霉素的应用,肾毒性明显增强。

6.强调综合治疗的重要性 过分依赖抗菌药物的功效而忽视人体内在因素常是抗菌药物治疗失败的重要原因之一。因此在应用抗菌药物的同时,必须尽最大努力使人体全身状况有所改善,各种综合性措施如纠正水、电解质和酸碱失衡、改善微循环、补充血容量、输血、血浆、白蛋白、静脉用丙种球蛋白或氨基酸,处理原发病和局部病灶等,均不可忽视。

二、常用抗菌药物的合理选用

抗菌药物是临床用以控制严重感染不可缺少的一种药物。抗菌药物的广泛应用,为治疗感染性疾病开辟了一条新途径,使很多危重患者获得了挽救。但也不可否认滥用抗菌药给人类带来了灾难。其原因一是耐药菌不断增加;二是抗菌药物不仅消灭了致病菌,同时也伤害了保护人体的正常菌群,因此临床出现了顽固难治的二重感染。如真菌、绿脓杆菌所致的败血症,耐药金葡萄、梭状芽孢杆菌(厌氧菌之一)引起的伪膜性肠炎。一旦发生,病死率极高。这显然是不合理应用抗菌药物造成的恶果,必须引起临床医师的高度重视。抗菌药物治疗感染性疾病,绝不是万灵药,也不是退热药。不同细菌对各种抗生素有不同的敏感性,抗菌药物决非越新越好、越贵越好,每一种抗菌药物都有其客观存在的优点和缺点。临床医务工作者应该对抗菌药物要有全面、系统的了解和认识,在应用时减少盲目性,力求做到既有效又安全,真正发挥出抗菌药物的积极作用。

近年来,不合理应用抗菌药物现象越来越严重,存在的问题主要有:①医生掌握病情、菌情、药情不深、不透,是发生不合理用药的根本所在。②不了解患者以往用药史、药物反应史及特异性体质等,为患者出现药物过敏等不良反应创造了条件。在应用青霉素类、头孢菌素类、红霉素、氯霉素、四环素等抗生素前,尤其要提高警惕。③缺乏整体观点,不注意患者原有疾病及重要脏器的病理基础。例如,慢性肝病患者用对肝脏有毒性的抗生素,如红霉素酯化物(无味红霉素片)、四环素、利福平、两性霉素 B、部分头孢菌素等,引起或加重黄疸与肝功能损害。这可能是药物毒性直接损害肝细胞(与用药剂量成正相关),亦可能因过敏所致(与药物剂量关系不明显)。另外,对老年人、婴幼儿及孕妇使用抗菌药物要加倍小心。④忽视药物相互间的作用:例如,氨基糖苷类抗生素之间或与强利尿剂合用时,其毒副作用增强。⑤凭主观任意加大剂量。例如,青霉素杀菌浓度以最低抑菌浓度的 5~10 倍为最佳,高于此浓度杀菌力并不增加,反而引起凝血机制的改变;大剂量青霉素进入脑脊液可引起中毒性脑病,严重者出现抽搐、昏迷,用于老年患者尤其要提高警惕。⑥对不同的患者选用什么制剂,用多少剂量、采用什么给药途径,不能千篇一律。⑦除用药时间必须恰当外,停药时间也不能疏忽。若停药过早,可引起疾病复发或病情加重;若停药过迟,既浪费了药物,还可增加毒副反应,对患者极为不利。

三、选用抗菌药物的品种

1.按化学结构分类

(1)β-内酰胺类:包括青霉素类、头孢菌素类、碳青霉烯类、单环菌素类、氧头孢烯类、β-内酰胺酶抑制剂。

(2)大环内酯类:红霉素、罗红霉素、交沙霉素。

(3)氨基糖苷类:庆大霉素、阿米卡星、庆大霉素等。

(4)四环素类:四环素、多西环素等。

(5)氯霉素类:氯霉素、甲砜霉素。

(6)磺胺类:复方新诺明等。

(7)环状肽类:杆菌肽、万古霉素、黏菌素、壁霉素等。

(8)呋喃类:呋喃西林、呋喃唑酮等。

(9)多烯大环内酯类:制霉菌素、两性霉素 B 等。

(10)喹诺酮类:诺氟沙星、环丙沙星、左氧氟沙星、妥氟沙星。

(11)林可霉素类:林可霉素、克林霉素;

(12)其他:磷霉素、链阳霉素、夫西地酸。

2.按抗菌谱分类

(1)广谱抗生素:对革兰阳性、阴性菌均有作用,如广谱青霉素类、头孢菌素类、喹诺酮类、氯霉素类、四环素类、复方新诺明等。

(2)窄谱抗生素:作用于革兰阳性菌者,如青霉素 G、大环内酯类、林可霉素类;作用于革兰阴性菌者,如部分氨基糖苷类、多黏菌素等。

(3)抗绿脓杆菌抗生素:如哌拉西林、阿洛西林、头孢他啶、头孢哌酮、喹诺酮类。

(4)抗结核药:如异烟肼、乙胺丁醇、对氨水杨酸等。

(5)抗真菌药:如两性霉素 B、酮康唑、氟康唑、伊曲康唑等。

3.按抗菌效力分类

(1)杀菌剂:β-内酰胺类、氨基糖苷类等。

(2)抑菌剂:四环素类、磺胺类、大环内酯类。

四、常用抗菌药物的不良反应

1.毒性反应

(1)神经精神系统:①脑病:青霉素 G、氨基糖苷类、异烟肼、甲硝唑;②第Ⅷ对脑神经损害:链霉素、庆大霉素、卡那霉素;③周围神经病变:氨基糖苷类、异烟肼、乙胺丁醇、氯霉素;④神经肌肉接头阻滞:氨基糖苷类;⑤精神症状:普罗卡因青霉素、氯霉素、异烟肼。

(2)肝脏毒性:四环素、酯化红霉素、利福平、异烟肼、酮康唑。

(3)肾脏毒性:氨基糖苷类、头孢唑啉、两性霉素 B、万古霉素。

(4)血液系统:氯霉素、磺胺、喹诺酮类、头孢孟多、头孢哌酮。

2.过敏反应

(1)有些抗生素偶可引起过敏性休克,其中以青霉素最为常见。其他如氨基糖苷类、磺胺药、四环素类、大环内酯类、氯霉素、林可霉素和利福平等。

(2)皮疹:所有抗菌药物都能引起皮疹,但以青霉素、氨苄西林、磺胺药、氯霉素多见。

(3)药物热:一般在用药后 7～12 天,为弛张热或稽留热,β-内酰胺类、氨基糖苷类和喹诺酮类常可引起。药物热的主要诊断依据为:①应用抗菌药物后感染得到控制,体温下降后再上升;②虽有发热,但一般情况良好,不能以原有感染或继发感染解释;③尚伴有皮疹或嗜酸性粒细胞增多等其他变态反应的表现;④停用抗菌药物后,体温在 1～2 天内迅速下降或消退。

3.二重感染　二重感染即菌群交替症,是抗菌药物应用过程中出现新的病原菌感染,多为耐药金葡菌、表面葡萄球菌,某些革兰阴性杆菌(绿脓杆菌、产气杆菌、变形杆菌等)、真菌和厌氧菌。

第四章　常用监护技术

第一节　中心静脉压监测

【目的】

1.协助监测血容量。

2.指导补血补液,预防血容量短期内急剧增加导致心力衰竭。

3.及时发现心脏压塞。

4.判定心功能,指导血管活性药物的使用。

【适用范围】

各种急、危、重症患者,尤其循环功能不稳定者。

【操作步骤】

1.护士查对医生下达的中心静脉压监测医嘱。

2.准备物品,三通 2 个、延长管、10ml 注射器、生理盐水、输液器、压力管。

3.注射器抽取 10ml 生理盐水。

4.连接 2 个三通,三通前后两端分别与延长管和抽好液体的注射器相连,第二个三通侧端接测压延长管,排气。

5.将一瓶生理盐水与输液器相连,排气后与第一个三通侧端相连。

6.将第二个三通的另一侧端与测压计相连。

7.延长管接大静脉输液管,固定。

8.患者取平卧位,测定零点位置,测压计零点与患者右心房保持同一水平,将压力计固定在床头或床尾。

9.将注射器内的生理盐水注入测压管内,液面高度应比估计的高出 $2\sim4cmH_2O$,转动三通使测压计与大静脉相通,测定中心静脉压力。

10.当静脉测压管中的液面只有波动,不再继续下降时,压力板上的数字,即为当时的静脉压。

11.测压后,转动三通,使输液通路与大静脉置管相通,保持管路通畅。

【注意事项】

1.测量中心静脉压时,患者通常取平卧位,零点位置与患者腋中线第四肋闻在同一水平。体位改变时,应重新测定零点。

2.测压时应排尽管中气体,防止造成空气栓塞及影响中心静脉压测量数值的准确性。

3.中心静脉压管道应避开血管活性药物的通路,以防引起血压变化。

4.应用多功能监护仪监测中心静脉压时,要采用持续冲洗装置,以保持测压管道的通畅。

5.应在患者平静时测量中心静脉压。患者深呼吸、咳嗽、腹胀、烦躁、使用呼吸机及使用呼吸机呼气末正压(PEEP)时,对中心静脉压的测量值均有影响。

6.管道不畅,管道打折,管道内有血栓、杂质会加大管道压力,使中心静脉压测量值偏高;管道衔接不牢造成漏液,则中心静脉压测量值偏低。

7.保持局部皮肤穿刺处无菌,防止感染。每24h更换1次测压管。

8.观察穿刺处有无渗血。

9.如果中心静脉压异常时,应及时报告医生,不得延误。

10.按规定进行感染监测,如有感染立即拔管。

第二节　无创血压监测

【目的】

1.了解患者血压的动态变化。

2.间接判断血容量、心肌收缩力、周围血管阻力情况。

【适用范围】

1.心脏、循环功能不稳定患者。

2.各种急、危、重症患者。

【操作步骤】

1.护士查对医生下达的血压监测医嘱。

2.准备物品,多功能监护仪。

3.检查监护仪性能及血压插件是否连接正确。

4.查对床号、姓名,向患者解释血压监测的目的,取得患者配合。

5.脱去患者一侧衣袖,将血压计袖带平整缚于上臂。

6.打开监护仪开关,设置血压手动或自动监测模式(设定监测间隔时间)。

7.观察所测得的血压值,根据医嘱设定报警界限,打开报警系统。

8.做好监护记录。

【注意事项】

1.血压检测应在患者平静时进行。患者活动、烦躁等会使测得数值偏高。

2.无论患者取何种体位,袖带必须与患者心脏在同一水平线。平卧位时,袖带应与腋中线第4肋间相平。

3.袖带的长短宽窄要合适,要平整地系在上臂,松紧适宜,袖带内充气气囊的中心恰好置于肱动脉部位。不能有外力压迫袖带及橡胶管。

4.对于严重心律失常者,无创测压时各次测压值差异较大,取平均值。

5.合理调节测压间隔时间,避免袖带在短时间反复充气,引起肢体长时间受压,静脉回流受阻,肢体肿胀,皮肤破溃。

第三节　有创动脉血压监测

【目的】

1.及时、准确地反映患者动脉血压的动态变化,协助病情分析。

2.间接用于判断血容量、心肌收缩力、周围血管阻力以及心脏压塞等情况。

3.应用于心脏病患者手术后以及其他重症患者,及时反应病情的发展状态,指导血管活性药物的使用与调节。

【适用范围】

1.循环功能不稳定患者。

2.各种急、危、重症患者。

3.需反复采集动脉血标本患者,避免频繁动脉穿刺带来的疼痛、损伤、感染等。

【操作步骤】

1.准备物品,肝素、袋装生理盐水、套管针、10ml 注射器 2 支、动脉测压套组件、常规无菌消毒盘。

2.抽取 1/5～1/10 浓度的肝素 1ml(即 1 支 12500U 的肝素溶入 5～10ml 生理盐水),注入 500ml 袋装生理盐水中摇匀,然后与动脉测压套组相连。将袋装生理盐水置入压力袋内,压力袋充气加压至 300mmHg 左右,排净冲洗器及管道内的空气,检查管道有无气体。

3.向患者解释操作目的和意义,取得患者合作。

4.进行 ALLEN 实验,判断尺动脉是否有足够的血液供应。ALLEN 实验方法:患者上肢抬高至心脏以上水平,压迫其手腕部尺、桡动脉以阻断血流,让其做松握拳数次,此时手掌发白,护士将压尺动脉的手松开,患者手掌颜色恢复,根据手掌颜色恢复快慢,判断尺动脉血供情况。ALLENS 实验判断分 3 级:6s 内恢复为 1 级,正常;7~14s 为 2 级,属可疑;大于 15s 恢复为异常,为 3 级。2 级患者置管应谨慎,3 级患者严禁置管测压。

5.协助患者取平卧位,将穿刺前臂伸直固定,腕部垫一小枕,手背屈 60°。

6.摸清患者桡动脉搏动,常规消毒皮肤。术者戴无菌手套,铺无菌巾,在腕横纹近心端 1cm 处用粗针头在桡动脉搏动处穿刺皮肤做一引针孔。

7.用带注射器的套管针从引针孔进针,套管针与皮肤呈 30°~40°角,与动脉走行相平行进针,针头穿过动脉前壁时有突破坚韧组织的落空感,并有血液呈搏动性涌出,证明穿刺成功,将针放低与皮肤呈 10°角,将针再向前推进 2mm,使外套管的圆锥口全部进入血管腔,用手固定针芯,将外套管迅速推至所需深度后拔出针芯,接带有 10cm 延长管的三通。

8.妥善固定,必要时用小夹板。

9.将传感器位置固定于与心脏水平的位置,调定零点,使传感器与大气相通,按零点校正键,当屏幕上压力线及显示值为零时,使传感器与动脉测压管相通进行持续测压。

【注意事项】

1.保持测压管道的通畅

(1)妥善固定套管针、延长管,防止管道扭曲及打折。

(2)使冲洗压力始终保持在 150~300mmHg。

(3)管道内有回血时及时进行快速冲洗,但 1 次冲洗量不超过 3ml。

(4)肝素盐水 24h 更换 1 次。

(5)保证测压管路内三通开关位置正确。

2.测压管道的各个接头要衔接紧密,防止测压管道脱落或漏液。

3.患者平卧时零点位置与患者腋中线第 4 肋间在同一水平。体位改变时,应及时调整零点。

4.患者肢体位置固定要适当,以使波形处于最佳状态。

5.严格遵循无菌操作原则,动脉穿刺部位应每日消毒,更换敷料。

6.防止气栓发生。在抽血后及时快速冲洗时严防气泡进入动脉。

7.局部包扎不宜过紧,以免影响血液循环。

8.压力传感器灵敏度高,易损坏。使用时应轻拿轻放,避免碰撞。

9.测压管留置时间一般不超过 7d,一旦发现感染迹象应立即拔除导管。

第四节　血流动力学监测

【目的】

1.应用心导管对急性心肌梗死或其他危重患者进行血流动力学监测,了解心排血量,评价左心室功能。

2.观察药物的治疗反应,估计预后。

【适用范围】

1.急性心肌梗死、心源性休克、急性左心衰、室间隔穿孔、心脏压塞、肺栓塞等重症患者。

2.心脏术后低心排患者的诊断与监护。

3.休克、严重创伤、嗜铬细胞瘤、对升压药依赖者。

4.其他各科危重患者需了解其血流动力学变化者。

【操作步骤】

1.准备物品,静脉穿刺包、手套、无菌治疗巾、SWAN-GANZ 导管、心电监护仪、常规无菌治疗盘、肝素、生理盐水。

2.患者取仰卧位,连接好心电监护系统,并记录血压、心率及呼吸。

3.选择穿刺部位,通常选择右侧颈内静脉,此处从皮肤到右心房的距离最短,导管可直达右心房。

4.常规消毒皮肤,术者戴无菌手套,铺无菌巾。

5.检查漂浮导管各腔是否通畅,气囊有无漏气,并用肝素稀释液持续冲管(配制方法同有创动脉压监测)。

6.行静脉穿刺后,将导管顺血流方向缓缓送入约 40cm 时,接压力监测系统,将气囊充气,在压力波形的指引下,导管经上腔静脉-右心房-右心室-肺动脉直到测出肺毛细血管楔压为止,放出气囊内气体,将导管包扎固定。

7.监测方法

(1)测量肺动脉压及中心静脉压:将测压系统连接于所需测压的管腔上,打开压力传感器的三通开关通大气,校正零点后测压。

(2)测肺毛细血管楔压:先将气囊充气再按上述步骤测压。

(3)测心排血量:将监护仪或持续心排血量测定仪测定心排血量的导线正确连接与漂浮导管上,按要求输入患者各项指标(包括身高、体重、平均动脉压、平均肺动脉压),连续 3 次注射 10ml 冰盐水,测定心排血量,取平均值。

8.经漂浮导管抽取混合静脉血测血气,同动脉血气采集方法。

【注意事项】

1.持续心电监护,严密监测病情变化。

2.正确掌握测压要点

(1)压力袋内须充满液体,保持冲洗压 150～300mmHg。持续缓慢肝素生理盐水冲洗,保持各管腔通畅。

(2)测压套管保持密闭,防止空气进入。

(3)压力导线与压力套组内换能器导线紧密连接,防止脱落。

(4)每次测压时根据患者体位的变化调整压力传感器的位置,使其与右心房水平等高,同时校正零点。

(5)定位准确,气囊导管位于较大的肺动脉内,使气囊充气时向前嵌入,放气后又可退回原处,这样既有利于正确测压又不至损伤血管壁。

(6)及时纠正影响压力测定的因素。如深吸气时所测得肺动脉压明显低于平静时,因此测压时应嘱患者平静呼吸。此外,咳嗽、呕吐、躁动、抽搐和屏气等均可影响中心静脉压及肺动脉压数值,故应在患者平静时再行测压;不论自主呼吸或应用机械通气,均应在呼气终末测压。

(7)根据病情变化及时测定各项压力参数。

(8)严密观察肺动脉压波形,若发现波形改变,检查管道是否通畅、导管位置是否正确。排除管道不畅、导管脱落等因素后,及时报告医生。

3.并发症防治

(1)心律失常:导管通过右心室时刺激室壁可诱发心律失常,常见为室早、室速等。导管通过右心室时可将气囊内气体充足以减少对室壁的刺激作用,插入中遇到阻力时不可用力插入,若心律失常频繁发生应暂停操作。

(2)气囊破裂:气囊破裂可导致大量气体进入血液循环,造成空气栓塞。导管放置时间过久以至气囊老化是其主要原因,注入气体过量使气囊过度膨胀也易造成气囊破裂。术前应仔细检查导管性能,注入气体时应缓慢、适量;如怀疑气囊破裂,应将注入的气体抽出并同时拔除导管,防止气囊乳胶碎片形成栓子。

（3）导管扭曲、打结或损伤心内结构:导管扭曲或打结应先退出和调整导管。气囊充气状态下退出导管可损伤心内结构,应注意气囊放气后才能退管。

（4）血栓形成和肺梗死:血栓形成可发生在导管周围并堵塞肺静脉,导致肺梗死;亦可发生在深静脉或上腔静脉内。应注意定期用肝素盐水冲洗,有栓塞史和高凝状态患者需要抗凝治疗。

（5）感染:全身或局部感染均可能发生。行静脉穿刺术时应严格遵循无菌操作原则,术后常规使用抗生素,穿刺部位应每日消毒,更换敷料。漂浮导管体外端以无菌治疗巾覆盖,每日更换治疗巾。

（6）静脉损伤:操作者动作应轻柔。

第五节　颅内压监测

【目的】

了解颅内压变化情况、颅内压增高时间及持续时间,为颅脑病变的诊断及治疗提供依据。

【适用范围】

重型颅脑外伤、脑水肿、脑脊液循环障碍、脑室系统肿瘤、颅内感染、脑血管疾病手术后等。

【操作步骤】

1.准备物品,治疗盘、脑室穿刺包、脑室引流瓶、压力传感器、手套、20ml 注射器、5ml 注射器、2％普鲁卡因、500ml 生理盐水。

2.向患者及家属解释脑室穿刺行颅内压监测的目的、意义和注意事项,取得配合。

3.穿刺部位皮肤准备。

4.协助患者摆好体位,头下铺无菌治疗巾,配合医生消毒穿刺部位,护士固定患者头部,医生行脑室穿刺。

5.穿刺成功后,护士将压力传感器、脑室引流管、脑室引流瓶与三通相连接,在连接处以无菌纱布包好。调节监护仪,选择测压项目。

6.患者平卧位,以两侧耳孔连线的水平线为零点进行校零,并固定。

7.调节三通开关使脑脊液引流管与压力监测管相通,在监护仪上读取数据。

监测毕,调节三通开关使脑脊液引流管与引流瓶相通,保持引流通畅。

8.恰当固定引流瓶,保证引流内管顶点在零点以上 15～20cm。

9.预防感染发生。操作及护理中应严格遵循无菌操作原则;患者头下铺的无菌治疗巾应每日更换;引流切口处或穿刺部位以无菌敷料保护牢固,敷料被污染应及时更换。

10.颅内压监测的时间一般 3～5d,不超过 1 周。

【注意事项】

1.保证监测结果准确

(1)对躁动者或麻醉未醒者应给予约束。

(2)防止管道堵塞、扭曲、打折及传感器脱出。

(3)机械原因如基线浮移、机器本身的误差未能及时校正,也可影响颅内压监测的准确性。

2.密切观察颅内压监测的波形,发现异常波形及时报告医生。

(1)A 波:是颅内高压特有的病理波。颅内压突然增高 68～136mmH$_2$O,持续 5～20min 后下降到原来的水平或更低,表明大脑已处于紧张状态,颅腔代偿功能衰竭,应及时给予降颅压处理,如过度换气、脱水、脑室引流、手术减压等。

(2)B 波:是由于脑水肿、脑吸收障碍、脑血管反应性降低及脑血容量改变所致。此波多见于昏迷患者,是脑代偿功能下降的重要信号,如不及时中断还会诱发 A 波,因此要密切观察患者的血压及呼吸变化。

(3)不典型压力波:为大幅度不规则的颅压变化曲线,有人认为是流产的 A 波,亦可很快中断。

(4)平坦波形:多见于管道不通、扭曲、打折或传感器脱出等情况。

3.及时解除致颅内压升高的因素。下列因素可导致颅内压增高:

(1)呼吸道不畅,肺通气、肺换气不足可引起脑缺氧、脑细胞水肿。

(2)患者头部减压处受压,颈部扭曲。

(3)失语、尿潴留、患者精神紧张。

第六节　腹压监测

【目的】

1.了解是否存在腹腔内高压,即腹压≥13mmHg。

2.为诊断腹腔间室综合征(ACS)提供依据,当腹压≥20mmHg,即可诱发腹腔间室综合征(ACS)。

【适用范围】

潜在腹压增高的患者,如腹腔出血、腹水、肠梗阻、肠麻痹及腹腔占位性病变等。

【操作步骤】

1.准备物品,1∶5000呋喃西林液、测压管(cmH_2O)、输液器、大针头、垫巾、三通。

2.向患者解释操作的目的意义,嘱患者安静平卧,腹肌放松。

3.臀下垫巾,消毒导尿管与引流管接口处,分离导尿管。

4.导尿管接三通,三通远端连接引流管。

5.从三通另一开口向膀胱内缓慢灌注1∶5000呋喃西林液50～200ml。

6.将测压管与三通开口连接,以耻骨联合水平为测压零点,进行测压。液面停止波动后,从测压管上直接读出压力数值(cmH_2O)。

7.测压后,调节三通开关,保持尿液引流通畅。

8.收拾整理用物。

【注意事项】

1.临床测量时要依据患者病情决定测量次数,结合腹围改变进行综合判断。

2.避免测量误差

(1)准确确定零点水平。

(2)患者咳嗽、用力、躁动等因素均会导致腹腔压力改变,使测得的腹腔压力偏高。因此,测压时应保证患者处于安静状态,取平卧位,腹肌放松。

(3)人工法测压时,需待液面波动平稳后读取数据,避免操作不规范等人为因素影响监测结果。

3.除采用人工法测压外,还可采用仪器法测压。测压时,将导尿管与监护仪压力传感器相连,在监护仪上直接读取压力数值(mmHg)。

4.测定膀胱内压时应注意

(1)确定膀胱灌注标准:正常成人当膀胱容量＞300ml时膀胱张力会增加,产生尿意,因此,测压时将膀胱灌注量确定为50～100ml,保证注入液体前膀胱处于排空状态,避免初始液体的"增压"作用。

(2)确定膀胱灌注速度:当膀胱灌注速度＞100ml/min时,会使膀胱肌肉反射性收缩,膀胱灌注速度在50ml/min时则不会发生上述现象。

(3)确定膀胱灌注温度:当膀胱灌注液温度过低时,会使膀胱发生痉挛性收缩,严重时会出现血尿。因此，要保持灌注液在常温状态。

(4)确定测压"零点"：耻骨联合为骨性结构，具有良好的体表标示位置，易于临床操作。当膀胱充盈 100ml 左右液体时，膀胱底部和耻骨联合位于同一水平面。

第七节　呼吸功能监测

【目的】

了解呼吸功能状况，及时发现呼吸功能异常，制定合理治疗方案。

【适用范围】

各类危重患者，特别是因呼吸衰竭、呼吸窘迫综合征、肺部感染、肺部占位病变、胸廓畸形、胸膜肥厚、外伤等原因使呼吸功能受损的患者。

【监测指标】

1. 一般呼吸功能监测。

2. 机械通气监测　潮气量、每分钟通气量、呼吸频率、吸呼比、气道压、峰流速、触发灵敏度、PEEP、通气模式、呼出气 CO_2 监测

3. 血气分析　动脉血氧分压（PaO_2）、动脉血 CO_2 分压（$PaCO_2$）、动脉血氧饱和度（SaO_2）

4. 脉搏血氧饱和度监测（$pSpO_2$）。

5. 呼吸力学监测　用力吸气负压、有效静态总顺应性（Cst）、呼吸道阻力。

【监测方法】

（一）一般呼吸功能监测

1. 呼吸频率：正常成人呼吸频率 16～20/min。成人呼吸频率＞24/min 称为呼吸增快；＜10/min 为呼吸缓慢。

2. 呼吸节律：是否规律。

3. 呼吸深度：观察胸廓的起伏，大致判断潮气量。

4. 胸部听诊呼吸音的变化，判断有无肺叶通气不良、痰阻、支气管痉挛等的发生。

5. 观察指甲、口唇的颜色，判断有无缺氧现象。

6. 神志、瞳孔、运动状态观察，判断氧供情况。

（二）机械通气监测

1. 潮气量（VT）和每分钟呼气量（VE）　气管导管接流量传感器，经监护仪或呼吸机连续监测。需注意，经通气机测定时，应选择支持模式，并将持续肺泡内正

压(CPAP)和压力支持水平均置于零位。

2.呼出气 CO_2 分压($PeCO_2$)　由呼出气 CO_2 分析仪测得。参考值:肺泡二氧化碳分压($PaCO_2$)为 $35\sim45mmHg$($4.7\sim6.0kPa$)。$PeCO_2$ 受死腔量影响,一般为 $PaCO_2$ 的 0.7 倍。

(三)血气分析

动脉血氧分压、动脉血 CO_2 分压、动脉血氧饱和度由血气分析仪直接测出。

(四)脉搏血氧饱和度

由脉搏血氧计测得。

(五)呼吸力学监测

1.用力吸气负压　通过接口或气管导管和负压表紧密连接,当患者用力吸气时,直接读出负压。参考值:$-7.4\sim-9.8kPa$。

2.有效静态总顺应性(Cst)和气道阻力(Raw)　从呼吸机或监护仪上直接读出 Cst 和 Raw;或读出潮气量(VT)吸气峰压(Ppeak)、吸气末屏气压(Ppause)、PEEP 和气体流速(Flow),再按下式计算:

$$Cst=V_T/(Ppause-PEEP)$$

$$Raw=(Ppeak-Ppause)/Flow$$

参考值:Cst 为 $0.5\sim1.0L\cdot kPa^{-1}$($50\sim100ml\cdot cmH_2O^{-1}$)或 $0.01ml\cdot kPa^{-1}\cdot kg^{-1}$。

第八节　肾功能监测

【目的】

了解肾脏功能状况及肾脏损害程度,制定合理治疗方案。

【适用范围】

休克等致有效循环血量不足患者,中毒、挤压伤及各种急慢性肾脏病患者、危重症患者。

【监测指标】

每小时尿量、尿比重、24h 尿量、血清肌酐、尿素氮、尿酸测定。

【监测方法】

1.尿量和尿液分析

(1)每小时尿量和 24h 尿量测定:按常规方法进行监测。

(2)尿常规检查:检查尿液的色泽、透明度、比重、尿量、尿蛋白、尿糖定性、细胞和管型等。

常规标本采集：取患者清晨首次尿液50～100ml，装入容器内立即送检。

(3)临床意义：健康人尿量1600～2000ml/24h，尿量＞3000ml/24h为多尿，尿量＜400ml/24h或＜17ml/h称为少尿，尿量＜100ml/24h称为无尿。尿量是肾滤过率的直接反映，因此少尿是急性肾衰竭最明显的临床表现。术后患者应要求更高的最低尿量。

2.血清肌酐(Cr)

(1)标本采集：同静脉血标本采集。

(2)临床意义：Cr正常值：＜133μmol/L，Cr受饮食、肌肉容积和妊娠状况等多种因素影响。在外源性肌酐摄入量稳定的情况下，其血中浓度取决于肾小球滤过能力。但由于肾脏的储备能力和代偿能力很大，故在肾小球受损的早期或轻度损害时，血中浓度可正常；当血中浓度明显增高时，常表示肾功能已严重受损。

3.血清尿素氮(BUN)

(1)标本采集：同静脉血标本采集。

(2)临床意义：BUN正常值2.9～7.5mmol/L。BUN受感染、高热、脱水、消化道出血、进食高蛋白饮食、高分解代谢状态等因素影响。

1)对肾功能不全，尤其是尿毒症的诊断有特殊价值，其增加的程度与肾功能的损害程度成正比，故对病情的观察和预后的估计有重要意义。

2)肾前和肾后性因素引起尿量显著减少或无尿时可引起血中尿素氮及肌酐增高。

第九节　中枢神经系统功能监测

【目的】

了解患者的意识、瞳孔、运动、感觉和反射情况，以及时发现病情变化，及时治疗。

【适用范围】

颅内肿瘤、颅脑外伤、脑血管疾病等患者。

【监测指标】

意识(Glasgow评分)、瞳孔、生命体征、局部症状、颅内压。

【监测方法】

1.意识

(1)意识水平的评估方法:Glasgow 评分(GCS)是国际通用的昏迷分级。护士通过呼唤患者的名字,简单的对话,用手拍打患者的面颊,压迫眶上神经,刺激角膜等反射,判断患者意识状态。评分方法见表。GCS 总分最高分为 15 分,最低为 3 分。总分越低,表明意识障碍越重,总分在 8 分以下者表明昏迷(见表 4-1)。

表 4-1　GLASGOW 评分

运动(1～6)		语言(1～5)		睁眼(1～4)	
按吩咐动作	6	回答正确	5	自动睁眼	4
刺痛定位	5	回答错乱	4	呼唤睁眼	3
刺痛躲避	4	答非所问	3	刺痛睁眼	2
刺痛屈曲反应	3	只能发音	2	无反应	1
刺痛背伸反应	2	不语	1		
不动	1				

(2)意识障碍的临床评估

嗜睡:患者呈睡眠状,呼唤患者可被唤醒,醒后正确回答问题,按吩咐动作。

朦胧:手拍、捏患者皮肤或压迫眶上缘,患者可睁眼,但不能正确回答问题,不能按吩咐动作,刺痛定位或躲避,常伴谵妄和躁动。

浅昏迷:即轻度昏迷,反复呼唤偶尔能睁眼,不能回答问题,手拍、捏患者皮肤或压迫眶上缘有逃避动作,深浅反射存在。

中度昏迷:常有躁动,强烈刺激反应迟钝,角膜和吞咽反射存在,手捏患者皮肤上肢呈屈曲状或过伸状。

深昏迷:对各种刺激全无反应,各种反射全部消失,四肢肌张力消失或极度增强。

2.瞳孔　正常人双侧瞳孔等大,呈圆形,直径 2.5～4.5mm,对光反应灵敏,<2mm 为瞳孔缩小,>5mm 为瞳孔散大,用电筒光照射,观察瞳孔是否收缩及收缩速度,判断瞳孔的对光反应。

(1)一侧瞳孔缩小:小脑幕切迹疝早期可出现,继而瞳孔扩大。

(2)双侧瞳孔缩小:常见于脑桥出血或阿片类药物中毒,亦见于脑室或蛛网膜下隙出血。

(3)一侧瞳孔缩小伴眼睑下垂:交感神经麻痹所致,见于 Horner 综合征。

（4）双侧瞳孔不等大，大小多变：见于中脑病变。

（5）双瞳孔不等大，恒定：既可是中脑受压，亦可是视神经或动眼神经直接受损伤的结果。

（6）双瞳孔散大和对光反射障碍：见于中脑严重损伤，为生命末期症状。

3.生命体征　见多功能监护仪显示。

4.局部症状　观察视力、视野、肢体活动、语言、尿量来判断神经功能受损情况。

5.颅内压监测　见颅内压监测。

【注意事项】

1.护理人员应对患者病情进行细致的动态观察，做出准确、迅速的判断，并详细记录，及时施行治疗措施。

2.观察瞳孔时需要了解是否应用罂粟碱或阿托品类药物，有无动眼神经或视神经损伤。

3.监测体温时应注意区分中枢性高热和感染性高热，以采用有效降温方法。

第十节　胃肠功能监测

【目的】

及时发现胃肠功能变化，避免胃肠功能紊乱或消化系统功能障碍的发生。

【适用范围】

消化系统疾患、胃肠功能紊乱、多脏器功能不全或衰竭、长期卧床致胃肠动力降低等患者。

【监测内容与方法】

1.观察腹部形态，测量腹围。必要时监测腹压，为预防和诊断腹腔间室综合征（ACS）提供准确的压力参数。

2.定时听诊肠鸣音。

3.观察有无腹部压痛、腹胀、便秘、呕吐等。

4.观察呕吐物或胃管引流液的颜色、性质及量。

5.观察大便颜色、性状和量，必要时进行大便检查。

6.根据制酸药物应用方案，监测胃液 pH 值的变化趋势。

7.观察患者进食后反应。

【注意事项】

1.在启用胃肠营养后要注意评估肠鸣音情况及大便性状,观察患者是否有腹胀、呃逆等临床表现,及时调整进食量。

2.进行腹围测量时,皮尺要经脐孔环绕躯干进行测量,避免过度牵拉影响测量精确度。

3.进行腹压测量时,患者取平卧位,要做到定灌注容量、定测压零点,避免测量误差。

4.监测胃液 pH 值时要抽取新鲜胃液,避免在鼻饲后进行,以免影响监测数值。

第五章 常用急救技术及护理

第一节 经鼻气管插管术

【目的】

1.保持呼吸道通畅。

2.气道通气供氧,减少解剖无效腔和气道阻力。

3.清除呼吸道分泌物,防止误吸和窒息。

【适用范围】

呼吸心脏骤停,呼吸衰竭,全身麻醉,严重上呼吸道阻塞,头部严重创伤,重症肌无力等。

【操作步骤】

1.准备物品,喉镜、气管导管、管芯、牙垫、10ml 注射器、开口器、舌钳、手套、绷带、宽胶布、寸带、听诊器、负压吸引装置、吸痰管、吸氧装置、简易呼吸器、呼吸机、抢救药品、棉签。

2.清除鼻腔、口腔分泌物和呕吐物。

3.选择合适的鼻孔,必要时滴入麻黄碱或肾上腺素等。

4.选择合适导管,头端涂以液状石蜡。

5.协助患者取仰卧位,头后仰,必要时肩部垫高,以 0.5%丁卡因滴注鼻咽部。

6.气管插管

(1)明视法:右手持导管经鼻腔插入,导管至咽喉腔时,左手持喉镜经口插入,暴露声门,右手将导管送入声门。

(2)音探法:右手持导管经鼻腔插入后鼻孔,用耳听测呼气气量及强度,据此把导管继续推进至声门,此时可听到清晰的管状呼吸音,左手托患者枕部使头稍抬起、前屈,待患者深吸气时将导管推入声门,此时推进阻力减弱,管内有气体呼出。

7.气囊充气,采取最小漏气技术保持气道黏膜不被气囊压伤。

8.插管成功后要严密观察患者意识、心律、心率、血压、氧饱和度、体温变化,必要时吸痰并观察痰量、性质、颜色,评估肺功能。

9.给氧。

10.妥善固定

(1)气囊内固定,保持气囊压力 15～25cmH$_2$O。

(2)宽胶布外固定,可采取一侧交叉法固定。

(3)寸带外固定,将寸带环绕颈部与气管插管固定。

11.整理气管插管用物并消毒,以备再次使用。

12.记录插管时间、导管型号、气囊充气量和气管导管的位置。

13.备口腔护理盘,每次口腔吸痰后均要进行口腔清洁。

14.拔管前先进行肺部物理治疗,彻底吸痰、放掉气囊后方可拔管。

【注意事项】

1.插管前,检查用物是否齐全,喉镜是否明亮。

2.应根据患者年龄、性别、身体大小及插管途径选择适当型号导管。

3.应严格遵循知情同意原则,紧急情况下,先行气管插管术,再签写《检查、治疗(手术)志愿书》。

4.插管时应观察患者的意识,如清醒,咽喉反射存在时,应先行咽部局部麻醉。

5.动作轻柔,迅速,勿使缺氧时间延长而导致反射性心脏停搏。

6.喉镜着力点在喉镜片顶端,声门暴露困难时,可请助手按压喉结部位,或将导管弯成"L"形,施行盲插。

7.导管插入深度以气囊近端进入声门为宜,防止过深或过浅。气囊充气气量以呼吸时不漏气为好。

8.如误入食管应拔出重插。

9.患者出现心率增快、呼吸困难、血氧饱和度降低时要及时通知医生处理,必要时再次准备气管插管或气管切开。

10.固定导管的胶布有污迹、粘贴不紧密时及时更换。

第二节　经口气管插管术

【目的】

解除呼吸困难,保持呼吸道通畅,为有创机械通气提供条件。

【适用范围】

1.急性呼吸道梗阻。

2.及时清除呼吸道内分泌物。

3.咽喉缺乏保护性反射。

4.呼吸衰竭需正压通气治疗的患者。

【操作步骤】

1.准备物品,喉镜、气管导管、管芯、牙垫、10ml 注射器、开口器、舌钳、插管钳、手套、绷带、宽胶布、寸带、听诊器、负压吸引装置、吸痰管、吸氧装置、简易呼吸器、呼吸机、抢救药品。

2.插管前根据患者性别、年龄选择适宜的气管导管[男性 7.5～8.5 号、女性 7.0～8.0 号,8 岁以下儿童选择气管导管长度为(12＋年龄÷4)cm],检查气管导管套囊是否松动、漏气;气管插管所需用物是否齐全,喉镜光源是否明亮。

3.将管芯插入气管导管中。

4.清除口、鼻腔分泌物,取下义齿。

5.准备患者体位。固定头部,后仰位,术者站于患者头位,用右手拇、示指分开上、下唇,提起下颌并启开口腔,左手持喉镜沿右口角置入口腔,同时将舌体稍向左推开,使舌体位于喉镜上方外侧,调整镜片深度,借助光源依次可见舌根部、腭垂、咽后壁、会厌,然后上提喉镜,显露声门。

6.右手采用握笔式手法持气管导管,沿喉镜片对准声门裂,轻柔地插过声门进入气管内,将牙垫置于上、下门齿之间,退出喉镜,并向气管套囊内注入 6～8ml 的空气,使套囊后部进入声门下 1～2cm 处,接简易呼吸器挤压 1 或 2 次,听诊肺部呼吸音,确定气管导管位置。再妥善固定气管导管和牙垫,记录气管导管在门齿的刻度。

7.采用胶布法和绳带法固定气管导管。

8.插管时动作迅速准确,切勿时间过长,如插管操作时间在 30s 内未能完成,应暂停操作,应用简易呼吸器高浓度氧气吸入后再重新操作。

9.在插管时,如声门显露困难时,右手按压喉结部位,有助于声门显露,或利用导管管芯将导管弯成"L"形,用导管前端挑起会厌,再行插入,导管进入声门后再将管芯退出。

10.气管插管完成后,必要时应使用约束带,限制双手活动。

11.整理气管插管用物并消毒,以备再次使用。

12.记录:插管时间、导管型号、气囊充气量和气管导管在门齿的刻度。

【注意事项】

1.插管过程中注意无菌操作。

2.插管前检查插管用物是否齐全,喉镜是否明亮。

3.插管操作时切勿时间过长,以免引起反射性心跳、呼吸骤停。

4.插管时,不能将患者门齿作为喉镜支点,而应将喉镜水平向上提起。

5.导管套囊充气不可过多,压力保持在 $15\sim25cmH_2O$,以免压迫气管黏膜。

6.应遵循知情同意原则,紧急情况下,先行气管插管术,再签写《检查、治疗(手术)志愿书》。

第三节　心肺复苏术

心脏骤停后,成功的复苏需要一整套协调的措施,即生存链,包括:立即识别心脏骤停和启动急救反应系统,早期 CPR,快速除颤,有效的高级生命支持,综合的心脏骤停后治疗。加强生存链中各环节联系是成功复苏的关键。

心肺复苏程序分为三个阶段:基本生命支持、高级生命支持、复苏后处理。

一、基本生命支持(BLS)

指心脏骤停发生后就地进行的抢救,在尽可能短的时间里进行有效的人工循环、呼吸,为心脑提供最低限度的血流灌注和氧供。BLS 大多在没有任何设备的情况下进行,即徒手心肺复苏。BLS 包括胸外心脏按压、开放气道、人工呼吸三大措施,即 CAB 三部曲。

1.胸外心脏按压　胸外按压通过心泵和胸泵机制原理产生血流。高质量的胸外按压要点如下:①仰卧于硬质平面;②按压部位:胸骨下半部分的中间,将手掌置于胸部中央相当于双乳头连线水平;③一手掌根置于按压点,另一手掌重叠于其上,手指交叉并翘起;双肘关节与胸骨垂直,利用上身的重力快速下压胸壁,按压和放松时间相当,放松时让胸廓完全回弹,手掌不离开胸壁,但施救者应避免在按压间隙倚靠在患者胸上;④深度 5~6cm,频率 100~120 次/分;⑤按压/通气比:单人为 30:2,适于小儿和成人;2 名以上施救者 15:2。应尽量减少中断按压时间和次数,避免过度通气。如有多位施救者,每隔 2 分钟轮换。

医院内复苏可使用按压器械,Steven 等人进行系统评价提示胸外按压器械在CPR 中与传统人工胸外按压相比并没有明显的益处或损害。但在进行高质量人工胸外按压比较困难或危险的特殊条件下(如施救者人数有限、长时间心肺复苏、低温心脏骤停时进行心肺复苏、在移动的救护车内进行心肺复苏、在血管造影室内进行心肺复苏,以及在准备体外心肺复苏期间进行心肺复苏),机械活塞装置可以作为传统心肺复苏的替代品。胸外按压的并发症包括:肋骨骨折、心包积血、心脏压塞、气胸、血胸、肺挫伤等。

2.开放气道　开放气道前须清除气道及口腔异物,取下义齿。方法包括:仰头抬颏法、托颌法。仰头抬颏法针对除外颈椎损伤的患者:施救者一手食指、中指抬起下颏,另一手放于患者前额部用力加压,使头后仰,下颌尖、耳垂连线垂直于地面。托颌法适用于怀疑存在颈椎损伤的患者:施救者食指及其他手指置于下颌角后方,向前上方用力托起,并用拇指轻轻向前推动颏部使口张开。

3.人工呼吸　应用气囊面罩:单人施救时一手拇指和食指扣压面罩,中指及其他手指抬起下颌,另一只手捏气囊。通气量需使胸廓隆起,频率保持在 8～10 次/分,避免快速和过分用力加压通气。通常情况下有效胸外按压可以保证心脏骤停情况下足够的通气。建立高级人工气道患者每 6 秒给予 1 次呼吸(每分钟 10 次呼吸)

可以整合患者的生理反应如主动脉舒张压与右心房舒张压差(CPP)、舒张压、呼气末二氧化碳分压($PETCO_2$)和定量反馈 CPR 质量参数(深度、速度、留置),以最好地实现最佳 CPR。

4.心肺复苏有效的指标

(1)动脉搏动:每次按压可摸到颈动脉搏动,若停止按压搏动消失则应继续心脏按压。若停止按压后脉搏仍有跳动,说明患者心跳恢复。成人复苏能否成功,取决于复苏时能否将患者的舒张压始终维持在 25mmHg,否则应改进、优化心肺复苏及给予血管加压药物,有效按压期间可测到血压在 60/40mmHg 左右。

(2)色泽:由发绀转为红润,如变为灰白,则无效。

(3)神志:有眼球活动,睫毛反射与对光反射出现,甚至手脚开始抽动,肌张力增加。

(4)自主呼吸:存在即有效,但呼吸微弱者应该继续人工呼吸或给予其他呼吸支持。

(5)瞳孔:由大变小,对光反射出现。如由小变大、固定、角膜混浊,则无效。

5.电除颤　针对可电击心律包括心室纤颤(VF)和无脉性室性心动过速(无脉VT),及早除颤可增加复苏成功率。除颤仪准备好前持续胸外按压,双相波(AED)用120J,单相波初始及后续电击均采用360J,不了解所用设备的有效能量范围时,首次电击 200J,其后选用相同或更大能量。若复发,采用先前成功除颤的能量再次电击;最常用电击部位是胸骨心尖位,电极分别置于胸骨右缘第二肋间和左第五肋间腋中线。对于院外心脏骤停患者,如果任何施救者目睹发生院外心脏骤停且现场有 AED,施救者应从胸外按压开始进行心肺复苏,并尽快使用 AED;如果院外心脏骤停的目击者不是急救人员,现场没有 AED,则急救人员到达后先进行 1.5～3 分钟的心肺复苏,然后再尝试除颤。而对于院内有心电监护的患者,从心室颤动到给予电击的时间不应超过 3 分钟,并且应在等待除颤器就绪的过程中进行心肺复苏。单次除颤后立即 CPR,完成 5 个 30∶2 周期(约 2 分钟)CPR 后,再检查是否恢复自主心律。

6.BLS 的终止

(1)院前:①恢复自主循环;②治疗交给高级抢救队伍接手;③抢救人员由于自身筋疲力尽不能继续复苏,在对自身产生危险的环境中或继续复苏将置其他人员于危险境地时;④确认为死亡;⑤发现有效的书面"不复苏遗嘱"。

(2)院内:持续 CPR30 分钟以上,仍无自主呼吸、循环,瞳孔散大,各导联心电图均为直线,并经两名医务人员确认,可终止复苏。

(3)对于发生心脏骤停,且怀疑心脏骤停的病因可能可逆的患者,可以考虑以体外心肺复苏(ECPR)替代传统心肺复苏,即在按压同时辅以体外膜肺氧合技术(ECMO)。一般用于年龄 18～75 岁、合并症较少的患者,患者发生了心源性的心脏骤停,并在接受了超过 10 分钟的传统心肺复苏后仍未恢复自主循环(ROSC)。

二、高级生命支持(ALS)

ALS 是指由专业医务人员在心跳呼吸骤停现场,或在向医疗机构转送途中进行的抢救。

1.通气和氧供　ALS 需继续维持气道的开放状态,无自主呼吸患者应及早进行气管插管,利用简易球囊、呼吸机进行机械通气,频率 10～12 次/分,保证氧分压正常范围,避免再灌注时氧供突然增加而引起大量氧自由基形成。气管插管时应尽量减少暂停胸外按压的时间。气管插管患者,可用定量的 CO_2 波形图监测 CPR 质量、优化胸外按压和检测有无 ROSC。如果 PET-CO_2<10mmHg,应提高 CPR 的质量。如果 PETCO$_2$ 突然升高到正常值(35～40mmHg),可以认为这是 ROSC 的标志。

2.复苏药物治疗　应及早建立复苏用药通路,可选用外周和中心静脉,必要时考虑骨髓腔用药和气管内给药。

(1)肾上腺素:是 CPR 首选药物,应用于电击无效 VF,无脉 VT,心脏停搏和无脉电活动。首剂静推 1mg,每 3～5 分钟 1 次。

(2)多巴胺:用于低血压,特别是 ROSC 后,常用剂量为 5～20μg/(kg·min),与多巴酚丁胺合用为治疗复苏后低血压的有效组合。

(3)多巴酚丁胺:一般剂量为 2～20μg/(kg·min),大剂量时可使心率增快超过 10%,加剧心肌缺血。

(4)去甲肾上腺素:适用于严重低血压(收缩压<70mmHg)及周围血管阻力低的患者,容量不足为相对禁忌证。最初剂量为 0.5～1.0μg/min,根据反应调节剂量。

(5)胺碘酮:用于无效 VF 或无脉 VT,初始剂量为 300mg,随后可追加 150mg。

(6)利多卡因:不建议常规使用利多卡因,但是 VF 或无脉 VT 导致心脏骤停,在出现 ROSC 后,可以考虑立即开始或继续施用利多卡因。剂量为 100mg(1～1.5mg/kg)。若 VF 或 VT 持续存在,每隔 5～10min 追加 0.5～0.75mg/kg,第 1小时内总剂量不超过 3mg/kg。

(7)硫酸镁:用于:①电击无效的顽固性 VF、室性快速性心律失常伴有低镁血症;②尖端扭转型室性心动过速;③洋地黄中毒。初始剂量为 2g,1～2min 内注射完毕,可于 10～15min 后重复。

(8)阿托品:用于:①心室停顿;②节律<60 次/分的无脉搏电活动;③血流动力学不稳定的窦性、房性或交界性心动过缓。3mg 静脉注射一次。

(9)钙剂:高钾、低钙血症时使用。

(10)碳酸氢钠:pH<7.1(碱剩余为 10mmol/L 以下)时可考虑应用。原本就有代谢性酸中毒、高钾血症、三环类抗抑郁药过量时使用可能有益。

(11)参附注射液、生脉注射液:二者单用或者连用能更好地保护缺血后的心脏功能,维持良好的血液循环,保护心、脑、肾等重要器官功能,提高心肺复苏成功率。心肺复苏开始时 50～100mL 静推。

三、复苏后处理

自主循环恢复后,应在 ICU 等场所实施以脑复苏为中心的全身支持治疗。由于心脏停搏等因素导致全身长时间的缺血,机体进入新的病理生理过程,如:脑损伤、心肌功能损伤、全身性缺血-再灌注损伤、原发病对相应器官的进行性损伤等。

这种病理生理状态曾被称为复苏后综合征(PRS),近来称之为心脏停搏后综合征(PCAS)。

1.复苏后监测　应进行血流动力学、脑电图、脑水肿、pH、电解质、凝血及其他各器官功能的动态监测,根据监测结果调整器官支持的强度。

2.呼吸支持　无自主呼吸或恢复不完善者应机械通气。对脑功能障碍者,应气管插管以保障气道通畅。有肺损伤者需小潮气量通气($4\sim7mL/kg$)。目前有证据显示持续的高血氧分压对患者最终预后有害,主张在循环稳定后维持正常的动脉氧分压。

3.循环支持　全脑缺血后可发生脑水肿,需更高的脑灌注压才能维持充分的脑血流,适当提高血压水平是合理的,至少不应低于患者平时的血压水平。需行有创动脉血压监测,有条件者,可在颅内压监测的导向下,维持平均动脉压为颅内压加脑灌注压($60\sim90mmHg$)的水平。如有心力衰竭可在血流动力学监测的引导下使用血管活性药物或机械性辅助装置增加心搏量以满足机体的需要。

4.中枢神经系统支持　由于心脏骤停患者几乎皆有不同程度的中枢神经功能损害,且脑功能的损害程度决定患者的远期预后,故脑功能的监测和支持就显得尤为重要。

(1)减轻脑水肿:较长时间的心跳停顿,必然会出现不同程度的脑水肿,治疗脑水肿可一定程度上减轻脑细胞的继发损害。可用20%甘露醇$0.25\sim0.75g/kg$,静脉快速注射,$2\sim4$次/日,或7.5%氯化钠110mL静脉快速注射,$1\sim2$次/日。

(2)目标温度管理(TTM):所有在心脏骤停后恢复自主循环的昏迷(即对语言指令缺乏有意义的反应)的成年患者都应采用TTM,目标温度选定在$32\sim36℃$,并至少维持24小时。在TTM后积极预防昏迷患者发热。

在恢复自主循环(ROSC)后几分钟至几小时开始实施,要点如下:①适应证:ROSC后仍无意识的成人。②中心体温控制在$32\sim36℃$,降温越早越好,至少持续$12\sim24$小时。③降温方法:选择具有温度反馈调控装置的新型全身体表低温技术或血管内低温技术开展低温治疗。如不具备条件,也可选择传统全身体表降温方法(包括冰毯、冰帽、冰袋)完成低温治疗。静脉输注冷液体降温可以更快地将中心体温精确控制在目标体温。④并发症:低温治疗可能增加感染发病率,导致心血管功能不稳定、凝血功能障碍、血糖升高及电解质紊乱,应做相应处理。低温过程中易发生寒战,可酌情使用镇静剂。⑤复温:每小时回升$0.25\sim0.5℃$为宜。复温过程中应避免出现高热。对于复跳后血流动力学稳定、自发出现的轻度低温($>32℃$),不必主动升温。

（3）控制高热：心脏骤停后发热的病因学与炎症因子的启动有关，这和脓毒症类似。有研究显示较低的存活率与发热≥37.6℃相关。可使用退热药或使用主动降温技术将体温控制至正常。

（4）癫痫及抽搐的控制：5%～20%的心脏骤停昏迷存活者都会发生。一旦出现需立即控制。

（5）神经营养剂：心脏骤停后导致神经退行性变，可选用依达拉奉、纳洛酮等抗氧自由基；选用1,6-二磷酸果糖、神经节苷脂等改善钙超载，减轻脑损伤。目前临床试验的数据表明在心脏骤停后用神经保护药物并不能改善预后。

5.急性冠脉综合征处理　ROSC后做12导联ECG检查是否有发生急性ST段抬高。当高度怀疑急性心肌梗死时，应立即启动针对急性心梗的治疗，恢复冠脉灌注。不应因患者昏迷或接受亚低温疗法而延缓介入治疗。

6.镇静、镇痛管理　对需机械通气或抑制寒战的危重患者，要考虑使用镇静及镇痛处理。

7.血糖调整　心脏骤停后患者可发生代谢异常。对于ROSC者，适度控制血糖在8～10mmol/L范围，避免低血糖。

8.高压氧治疗　成功心肺复苏患者往往因缺血缺氧性脑病成为植物状态。血流动力学稳定、器官功能恢复者可应用高压氧改善脑功能。

9.血液净化和体外血浆脂类去除技术　该系统用于缺血缺氧性脑病的治疗，它不仅可通过降低血脂水平及降低血液黏稠度从而达到缺血性梗死治疗中的抗凝、降纤及血液稀释目的，还能迅速有效地降低总胆固醇、低密度脂蛋白、脂蛋白（a）、甘油三酯等成分从而降低血液黏稠度。在改善血液流变学方面，能全面降低高切、低切血液黏度及血浆黏度，改善微循环，提高红细胞携氧能力及脑组织供氧能力，降低红细胞的聚集指数，清除自由基和炎性介质等。

10.其他　包括感染控制、营养支持、皮肤的保护等。

第四节　胸腔闭式引流

一、目的

诊断、治疗气胸、血胸、脓胸或液胸。

二、适应证

1.原因不明的胸腔内积气、积液、积血或积脓需诊断者。

2.上述疾患需治疗者。

3.胸腔内给药。

三、穿刺部位选择

1.叩诊定位:抽气者在锁骨中线第 2、3 肋间隙;抽液者(坐位)在肩胛下线第 7~8 肋间或腋中线第 6~7 肋间。

2.包裹性积液或有分隔者,临床不能确定的积液(血),需行 B 超或胸片检查帮助定位。

四、穿刺方法

1.检查胸穿针是否通畅,三通开关的方向及关闭情况。

2.常规消毒,铺无菌洞巾,局麻及试验性穿刺,用接上三通开关的胸穿针沿肋骨上缘进针,有落空感后接注射器,打开三通开关开始抽吸。抽液时,三通开关的排液端接一无菌瓶(或袋)较方便。

3.不断调整穿刺针位置以利于抽吸。穿刺完毕后,拔出穿刺针,皮肤消毒,贴无菌敷料。

五、注意事项

1.有下列情况者,胸腔穿刺应慎重:①靠近纵隔面,心脏和大血管附近的局限性积液、积脓;③有抗凝病史者;③有严重肺气肿或广泛肺大泡者;④心脏明显变大,肝、脾肿大,在其附近穿刺者。

2.穿刺过程中,应注意患者一般情况及呼吸、血压、脉搏。一旦出现面色苍白、心率快、血压低等休克表现,应立即拔出穿刺针,让患者平卧,给予 0.1% 肾上腺素肌内注射。

3.胸腔穿刺后应注意观察生命体征,防止合并气胸或血胸。

4.在心脏或肝、脾附近穿刺,采用套管针进行操作较安全。用粗针头作皮肤皮下隧道。穿刺针接上注射器,进胸抽到气、液后,左手固定内套针,右手将外套针向内推入 2～3cm,拔出内套针,将外套针接 50mL 注射器(带三通开关)开始抽吸。抽完后拔出外套针,消毒,覆盖敷料。

第五节　腰椎穿刺术

一、目的

1.脑膜炎、脑炎、脑血管病变、脑瘤等疾病诊断性穿刺。

2.了解蛛网膜下腔是否阻塞等。

3.用于鞘内注射药物,以及测定颅内压力。

4.放脑脊液治疗。

二、方法

1.嘱患者侧卧于硬板床上,背部与床面垂直,头向前胸屈曲,两手抱膝紧贴腹部,使躯干呈弓形;或由助手在术者对面用一手挽患者头部,另一只手挽双下肢腘窝处并用力抱紧,使脊柱尽量后凸,椎间隙增宽,便于进针。

2.确定穿刺点。以髂后上棘连线与后正中线的交点为穿刺点,此处相当于第3～4 腰椎棘突间隙,有时也可在上一或下一腰椎间隙进行。

3.常规消毒皮肤后戴无菌手套、盖洞巾,用 2% 利多卡因自皮肤到椎间韧带作局部麻醉。

4.术者用左手固定穿刺点皮肤,右手持穿刺针以垂直背部的方向缓慢刺入,针尖稍斜向头部,成人进针深度为 4～6cm,儿童为 2～4cm。当针头穿过韧带与硬脊膜时,有阻力突然消失的落空感,此时将针芯慢慢抽出,即可见脑脊液流出。注意抽针芯要慢,以防脑脊液流出过快,造成脑疝。

5.放液前先接上测压管测量压力,正常侧卧位脑脊液压力为 80～180mmH$_2$O(0.098kPa＝10mmH$_2$O)或 40～50 滴/min。作 Queckenstedt 试验了解蛛网膜下腔有无阻塞,即在测初压后,由助手先压迫一侧颈静脉约 10s,再压另一侧,最后同时按压双侧颈静脉。正常时压迫颈静脉后,脑脊液压力立即迅速升高一倍左右,解除压迫 10～20s,迅速降至原来水平,称为梗阻试验阴性,提示蛛网膜下腔通畅;若压迫颈静脉后,不能使脑脊液压升高,则为梗阻试验阳性,提示蛛网膜下腔完全阻塞;若施压后压力缓慢上升,放松后又缓慢下降,提示不完全阻塞。颅内压增高者,禁作此试验。

6.撤去测压管,收集脑脊液 2～5mL 送检。如需作培养时,应用无菌操作法留标本。

7.术毕,将针芯插入后一起拔出穿刺针,覆盖消毒纱布,用胶布固定。

8.去枕俯卧(如有困难则平卧)6h,以免引起术后低颅压头痛。

三、注意事项

1.严格掌握禁忌证,凡疑有颅内压升高者必须先作眼底检查,如有明显视乳头水肿或有脑疝先兆者,禁忌穿刺。凡患者处于休克、衰竭或濒危状态以及局部皮肤有炎症、颅后窝有占位性病变者均为禁忌。

2.穿刺时患者如出现呼吸、脉搏、面色异常等症状时,应立即停止操作,并作相应处理。

3.鞘内给药时,应先放出等量脑脊液,然后再等量置换性药液注入。

第六节　腹腔穿刺术

一、适应证

1.放腹水治疗:大量顽固性腹水,放水以减轻压迫症状。

2.抽液协助诊断:疑有腹腔内出血、空腔脏器破裂或腹腔内感染、急性腹膜炎原因不明或急腹症伴休克者。

3.进行诊断性或治疗性腹腔灌洗。

4.腹腔内注射药物。

5.行人工气腹作为诊断手段。

二、禁忌证

1.严重腹内胀气。

2.大月份妊娠。

3.躁动而不能合作者。

4.既往手术或炎症引起腹腔内广泛粘连者。

三、操作技术

1.术前让患者排空尿液以免损伤膀胱。

2.半卧位略向穿刺侧倾斜,视病情选择左或右侧穿刺。一般选右侧,穿刺点在脐与髂前上棘连线的中外 1/3 处或脐水平线与腋前线交界处,或以移动性浊音最显著的部位,骨盆骨折者应在脐平面以上,以免假阳性。

3.穿刺点皮肤常规消毒铺巾后,局部逐层浸润麻醉至腹膜前组织。

4.用 21～22 号穿刺针或普通 8 号注射针垂直于皮肤缓缓进针,进入腹腔时有落空感,停止进针。如为放液减压,则抽取适量腹水后即可拔针;如为诊断性穿刺,则采集适量腹腔内容物(腹水、血液或脓液)即可拔针;如未能吸出液体,可采用旋转针尖方向,适当调整针尖进入深度,改变进针角度等方法再行试抽;如仍无抽出且又不能排除怀疑诊断,可经穿刺针置入细塑料管作诊断性腹腔灌洗;如作治疗性腹腔灌洗,则至少需置入两根导管,分别用于灌洗及引流。

5.操作完毕,拔出穿刺针连同导管,局部碘酒、酒精消毒,用无菌纱布压迫穿刺点数分钟,覆盖纱布。如为放液者,宜用腹带加压包扎。

四、注意事项

1.放腹水时应注意以下几方面

(1)初次量不宜过大。以 1500～2000mL 为宜,最多不超过 3000mL。

(2)放液速度不宜太快。随时注意患者反应,如呼吸、脉搏、血压、面色改变和患者的自觉症状,防止腹压骤降而发生晕厥或休克,如有前驱表现应减慢或停止放液。

2.若抽得全血样液体时,可将血性液置于玻片上观察,不凝固即为腹腔内出血,此时应停止放液。

3.诊断性穿刺针头不可过细,否则易得假阴性结果。

4.阳性结果判断:凡出现以下之一者为阳性结果。

(1)有可见的血液、胆汁、胃肠内容物或尿液。

(2)镜检:RBC 计数≥$1.0×10^{12}$/L 或 WBC 计数≥$0.5×10^9$/L。

(3)淀粉酶>100U(Somogyi 法)。

(4)冲洗液中发现细菌。

(5)结果为阴性也不能完全排除腹腔内病变,必要时可重复穿刺。

第七节　气管插管术患者护理

1.准备用物。床旁备氧气湿化瓶、吸氧管、负压吸引装置、吸痰盘(换药碗、血管钳、弯盘)、一次性吸痰管、气管湿化液、呋喃西林液,必要时备抢救物品。

2.保持室内清洁、整齐、安静、温湿度适宜,撤除地毯,注意空气流通,避免刺激性气味。

3.保持气管插管的位置适当

(1)气管插管后应拍胸片,调节插管位置使之位于左、右支气管分叉即隆突上1~2cm。

(2)记录插管外露长度:经口插管者应从门齿测量,经鼻插管者应从外鼻孔测量。

(3)导管固定牢靠、避免移位:随时检查气管导管插入深度,避免导管移位,外露长度应每班测量 1 次并交班。

(4)选择合适的牙垫,应比导管略粗,避免患者将导管咬变形。

4.防止导管脱出

(1)防止患者自行拔管:对神志清醒者应讲明插管意义、配合方法及注意事项;对神志不清、躁动不安患者,应给予适当的肢体约束,必要时应用镇静剂。

(2)加强监护:注意观察患者体位变化,头部、四肢的活动度;给患者变换体位时,床旁至少有 1 名医师或护士,注意调节好呼吸机管路,以防拉出气管导管。

5.保持患者头后仰位,以减轻导管对咽、喉的压迫。

6.保持呼吸道通畅。及时吸痰,必要时气管内滴入生理盐水,每 2h 1 次,每次0.5~1ml,痰黏稠时可随时滴入或遵医嘱行超声雾化吸入。

7.做好口腔护理。经口气管插管时,口腔护理应由 2 人配合进行,每天更换固定胶布或寸带,污染时及时更换。一人固定气管插管,另一人做口腔护理,更换胶布、寸带、牙垫。做口腔护理前先吸净气管插管内的分泌物,再吸口、鼻腔分泌物,然后再做口腔护理。操作结束,核对导管的位置,做好记录。

8.加强气囊管理

(1)高容量低压气囊应 12h 放气囊 1 次,每次 3~5min,气囊压迫气管黏膜过久,会影响血液循环,导致气管黏膜损伤,甚至坏死。

(2)放气囊前先清除气囊上分泌物,先吸气道内分泌物,再吸净口鼻腔内分泌物;放气囊时气囊以上分泌物可流入气管,应同时经导管吸引。

(3)气囊充气压力不要过高,气囊压应保持在 15~25cmH$_2$O。

9.预防和控制感染。严格无菌操作,每次吸痰后应更换吸痰管,吸引器长管每周更换消毒 1 次,吸痰盘每日更换 1 次。定期取气道分泌物做细菌培养。必要时行呼吸道隔离,防止交叉感染。房间定时做空气培养,紫外线照射消毒,每日 1 次。

10.密切观察呼吸情况,如有异常,应立即检查导管有无阻塞。

11.定时翻身、叩背,防止肺不张、肺部感染。

12.加强皮肤、背部护理,保持床单位平整,保持皮肤清洁干燥,防止压疮。

第八节　气管切开患者护理

1.准备用物,床旁备氧气湿化瓶、吸引装置 1 套、气管切开护理盘(敷料、剪口纱布、换药碗、血管钳、弯盘)、一次性吸痰管、气管湿化液、呋喃西林液,必要时备抢救物品。

2.保持病室内清洁、整齐、安静、温湿度适宜,撤除地毯,注意空气流通,避免刺激性气味。

3.防止套管脱出

(1)气管切开的固定带要松紧适宜,以能容下一手指为宜。

(2)防止患者自行拔管:对神志清醒者应讲明插管意义、配合方法及注意事项;对神志不清、躁动不安患者,应给予适当的肢体约束,必要时应用镇静剂。

(3)加强监护:注意观察患者体位变化,头部、四肢的活动度;给患者变换体位时,床旁至少有一名医师或护士,注意调节好呼吸机管路,以防拉出气管套管。

4.保持呼吸道通畅,及时吸痰,必要时气管内滴入生理盐水,每 2h 1 次,每次 0.5~1ml,痰黏稠时可随时滴入或遵医嘱行超声雾化吸入。

5.加强气囊管理

(1)高容量低压气囊应 12h 放气囊 1 次,每次 3~5min,气囊压迫气管黏膜过久,会影响血液循环,导致气管黏膜损伤,甚至坏死。

(2)放气囊前先清除气囊上分泌物:先吸气道内分泌物,再吸净口鼻腔内分泌物,放气囊时气囊以上分泌物可流入气管,应同时经套管吸引。

(3)气囊充气压力不要过高,气囊压应保持在 15～25cmH₂O。

6.气管切开周围的方纱应每日更换 1 或 2 次,保持清洁干燥,经常检查创口及周围皮肤有无感染、湿疹,注意切口分泌物,伤口及气管内有无出血,如有异常及时报告医生。

7.做好口腔护理,每日口腔护理 3 次,保持口腔清洁。

8.预防和控制感染,严格无菌操作,每次吸痰后应更换吸痰管,吸引器长管每周更换消毒 1 次,气管切开护理盘每日更换 1 次。定期取气道分泌物做细菌培养。必要时行呼吸道隔离,防止交叉感染。房间定时做空气培养,紫外线照射消毒,每日 1 次。

9.密切观察呼吸情况,如有异常,应立即检查套管有无阻塞。

10.对卧床患者应定时翻身、叩背,防止肺不张、肺部感染等并发症。加强皮肤、背部护理,保持床单位平整,保持皮肤清洁干燥,防止压疮。

11.使用金属套管时,其内套管应每 4h 取出、用生理盐水冲洗 1 次,每 12h 清洗、煮沸消毒 1 次,每次 30min。用前以无菌生理盐水冲洗并对光检查,防止异物阻塞。

12.按医嘱给予流质或普食,观察进食后有无呛咳现象,做好饮食护理。

第六章　危重患者的营养治疗与护理

第一节　危重患者的代谢改变

一、代谢改变的机制

危重患者在严重创伤、大手术、严重感染等情况下机体产生应激反应,中枢神经系统立即产生适应性反应,从而引起一系列神经内分泌效应。首先是交感神经高度兴奋,肾上腺髓质儿茶酚胺大量释放,从而引起一系列内分泌的改变,包括胰岛素、特别是胰高血糖素的释放增多,胰高血糖素/胰岛素的分子比率明显增高。其次是下丘脑-垂体轴的兴奋,促激素的分泌增多,血循环中糖皮质激素、醛固酮、生长激素、甲状腺素也均明显增高。上述激素可分成两类,一类为促分解代谢作用,有儿茶酚胺、糖皮质激素、胰高血糖素、甲状腺素;另一类是促合成代谢作用,有胰岛素、生长激素。在创伤、感染等情况下,促分解代谢的激素的分泌及其在血液循环中的水平都增高,占明显的优势,引起糖原迅速消耗,葡萄糖利用障碍,脂肪动员分解,蛋白质合成减慢、减少而分解加速、血糖增高。出现胰岛素阻抗现象使机体葡萄糖的分解氧化发生障碍。生长激素一般被认为是一种促合成激素,在应激状态下升高,但与血糖水平相反,在高血糖和葡萄糖不耐受时,生长激素受到抑制,生长激素的抑制可以增加血液中氨基酸的水平,以利于糖异生。

二、代谢改变的特征

在严重创伤性应激和严重感染时,机体的糖代谢、脂肪代谢和蛋白质代谢均发生了一系列的代谢反应和改变。处于高分解代谢状态,静息能量消耗(REE)增加。一般体温每增加 1℃,基础代谢率将增加 16%,同时氧耗增加,代谢加快,肌肉等周围组织由合成代谢进入分解代谢。

（一）糖代谢的改变

危重患者在创伤性应激和感染时,机体由于得不到足够的外源性能量供给,肝糖原被迅速分解消耗。一方面组织缺血缺氧,细菌毒素和炎症介质的作用,过度的神经内分泌反应,使肝细胞的有氧代谢障碍,出现了无氧糖酵解,丙酮酸不能进入三羧酸循环,使血中乳酸和丙酮酸升高。在葡萄糖有氧化障碍时,糖异生作用明显增强,这一改变与激素的调节改变有关。另一方面还与葡萄糖的酵解产物乳酸,脂肪动员形成的甘油及肌肉蛋白分解,释放的氨基酸特别是丙氨酸的增多有关。故在多系统器官衰竭(MSOF)早期血糖明显升高,而高糖血症又成为机体的应激反应,形成恶性循环。

（二）脂肪代谢改变

在创伤、感染的急性期,脂肪动员加速,脂肪的储存减少,游离脂肪酸的周转和氧化增加,机体外周组织可直接摄取游离脂肪酸作为燃料,血中三酰甘油的清除率也相应增加。而酮体生成则相对受抑,这与饥饿时酮症是一个明显的区别,其机制尚不清楚。

（三）蛋白质代谢改变

由于葡萄糖的无氧酵解,高胰岛素血症抑制游离脂肪酸释放和酮体的形成,故当能量需求增大时,患者将减少潜在性脂肪能的最大储存。由于脂肪和以肝糖原形式的糖类储存均有限,机体就加强糖的异生,但是葡萄糖不耐受,能量消耗就依靠肌肉蛋白及细胞结构蛋白的大量分解,机体必须把 1/3 的主要能量底物——蛋白质,"燃烧"于高代谢反应。体内蛋白质分解后,一方面丙氨酸等成糖氨基酸被血液循环运送到肝用于糖异生,形成肌肉与肝之间的燃料循环。其糖异生所利用的碳架结构是由瘦体群释放的氨基酸衍生而来,所以 Cerra 等把这种进行性过程描述为"败血性自身相食作用"。另一方面支链氨基酸(BCAA)可直接被肌肉组织摄取氧化供能。在肝糖异生作用的同时,氨基酸脱氨基生成含氮的最终产物——尿素,合成增加,血中尿素水平增加,尿中尿素排出增多。当临床出现此现象,应首先想到内源性蛋白质处于分解代谢所致。并出现明显的负氮平衡,每日尿氮排出量可高达 15~20g。随着外周和内脏蛋白质分解增加,虽然肝的蛋白质合成在早期增加,主要是急性相蛋白(APP),但总体的净蛋白质合成是降低的。在肝功能损害时,糖异生受抑制,肝合成蛋白质障碍,从肌肉释放出来的大量芳香族氨基酸(AAA)和含碳氨基酸的血浆浓度明显升高。支链氨基酸(BCAA)因肌肉蛋白分解释放增加,但又不断被外周组织摄取利用而消耗,其血浆水平正常或降低。

BCAA/AAA 的比例明显下降,当组织释放和利用 BCAA 都出现抑制时,机体的能量代谢衰竭,患者即要死亡。

三、肝衰竭时的代谢改变

感染等导致肝损害,引起严重的代谢异常。肝葡萄糖生成减少,氨基酸的摄入减少,酮体生成和脂肪利用下降,蛋白质代谢也降低。

第二节　危重患者的代谢支持

随着对危重患者代谢变化的深入研究,发现高代谢是严重创伤、严重感染等危重患者伴随发生的代谢特点。由于儿茶酚胺、肾上腺皮质激素等分解激素分泌增加,机体很快就会继发严重的身体组织的分解与自身相食现象。脏器功能受损,出现生命器官功能的不全或衰竭。若不适当地提供过多或过少的营养物,将使脏器功能恶化。如输糖较多时,CO_2 生成增加,呼气通气负担加重,使呼吸衰竭更易发生或加重。肝脂肪变性、淤胆,导致肝功能不良。提供氮量不足,出现负氮平衡、尿氮排出增加,以及使组织修复和免疫功能受到抑制。现在越来越认识到原来的营养治疗原则不适用于危重患者(代谢亢进患者及 MSOF 的病人)。

Cerra 等提出了代谢支持。其应用对象是代谢亢进(创伤、严重感染、脏器受损)的危重患者。为此,应该及时积极地对危重患者进行代谢支持治疗。它是营养治疗在代谢亢进病人具体应用中的发展,目的不仅是为了满足危重患者代谢过程中对能量、蛋白质、电解质、微量元素、维生素等的需求增加的需要,同时为了维持或增强危重患者的免疫能力及对抗感染的防御机制,促进组织的修复、维护器官的结构和功能。近来对营养物的生物化学、细胞生物学等进一步的研究和认识,从而指导临床工作,使代谢支持治疗更完善更合理,成为抢救危重患者的重要措施之一。应用原则包括:①强调由脂肪与碳水化合物混合提供能量,两者的能量比为4:6。②减少葡萄糖负荷,每日提供非蛋白质热量不超过 125～145kg/kg(30～35kcal/kg),每分钟输入葡萄糖不超过 5mg/kg。③将非蛋白质热量与氮的比例降至 418kJ(100kcal):1g 氮以下,蛋白质量增至 2～3g/(kg·d)。④特殊物质如谷氨酰胺、精氨酸等的应用。

一、代谢支持途径

可经肠外（PIN）或肠内（EN）或肠外加肠内途径进行代谢支持治疗。根据患者的具体情况选择而定，如果肠道结构和功能完整，应该首选并尽量利用肠内营养。但是常见严重创伤和腹腔感染术后患者的胃肠功能常有功能减退，或食欲减退而进食量很少，或由于严重创伤及手术造成胃肠道的完整性和功能破坏等情况发生，患者不能进食，而禁食是一种治疗方法，目的是使消化道休息。又由于危重患者术后胃功能受损，临床多见胃排空延迟，如急性出血坏死性胰腺炎术后，胃潴留的发生率很高。有资料统计达100%，潴留时间最长达60日。对于这类患者所提供的营养物质开始必须完全从胃肠道外途径给予（TPN），这样才能保证机体每日能得到足够的热量和氮量、电解质、微量元素、维生素等。但一旦这类患者的胃肠功能恢复，应尽早开始实施肠内营养，并逐步增加肠内营养的量，最后完全过渡到肠内营养。因为对于危重患者来讲，较长时间的TPN，具有更多的风险，容易出现并发症，影响肠道免疫功能。文献报道，严重创伤患者肠外营养时，并发症的发病率较肠内营养时显著增高。经肠营养能逆转TPN引起的免疫抑制。食物团块刺激胃肠道，激活肠道神经内分泌免疫轴，有助于维持肠道免疫功能。长期TPN引起的肠道免疫抑制不是这种营养方式本身有特殊缺陷，而是可能与肠道缺乏食物营养和刺激致使肠黏膜屏障功能破坏的结果。如果早期恢复肠内营养，能维持肠道黏膜的屏障功能，预防细菌易位和内毒素吸收所导致的肠源性感染，对保护患者的防御功能是有益的。

（一）肠内营养（EN）

1.实施方法和时间　危重患者经口实施肠内营养有一定的困难，因此往往根据患者的不同情况，采取不同的方法，如经鼻胃管或胃造瘘管，滴注营养液。前者适用于昏迷患者等，后者适用于食管损伤、食管肿瘤者。对十二指肠、胃功能障碍者，可选用空肠造瘘置管，滴注肠内营养液。其他如十二指肠损伤，急性出血性坏死性胰腺炎术后，胰头癌根治术吻合口欠满意者，均可在手术结束前加做空肠造瘘术，主张术后早期肠功能恢复后即可开始实施肠内营养。小肠的活动和吸收功能在手术后一直存在，因此是安全、有效的。

2.肠内营养液的选用　危重患者选用的肠内营养液建议应用要素膳（ED），ED能提供机体足够的热量、氮量、电解质、微量元素、维生素、纤维素等，并含有谷氨酰胺（Gln），它是肠黏膜细胞、淋巴细胞和纤维细胞的必需营养物质，可使肠黏膜细胞结构保持完整,并保护肠道黏膜的屏障,减少肠道细菌易位,减少肠源性感染的发生。另一方面,ED能在肠道不经过消化即被全部吸收,粪便量少。一般只要注意滴注的速度,营养液的温度(30℃左右)、浓度等,腹胀、腹痛、腹泻等并发症可以避免,危重患者一般能够接受,并可持续较长时间,空肠造瘘置管时间最长可达120日。在抢救危重患者中经空肠造瘘实施早期肠内营养对提高存活率起到积极作用。

　　3.肠道免疫营养的实施　近年来提出早期术后肠道免疫营养的实施。1997年Senkal报道这方面的研究,选择了外科重症监护室的164例患者进行免疫营养组和对照组的治疗效果比较。发现术后早期EN对多数患者是可以耐受的,免疫营养组的营养液中补充了精氨酸、食物核苷酸和ω-3脂肪酸,可以明显减少手术后的后期感染,包括肺炎、吻合口漏、尿路感染、导管败血症以及伤口感染的发生。Oraga和Lin等报告对严重创伤和大手术的危重病人给予富含精氨酸、核苷酸和ω-3脂肪酸的饮食,患者的免疫功能恢复明显优于标准肠内营养。

(二)肠外营养(PN)＋肠内营养(EN)

　　对于术后早期不宜EN或不能耐受EN的危重患者,应选用完全胃肠外营养(TPN),或PN＋EN。近来认为对于TPN期间少量经肠营养是有益的。Lucas证实TPN期间少量饮食刺激即能使胃肠道激素达到生理水平,激活肠道神经内分泌轴对维持肠免疫功能有利。对急性出血坏死性胰炎、肠瘘、短肠综合征等一些长期需TPN的病例,经鼻十二指肠插入导管或空肠造瘘置管实施少量肠内营养,可给予肠道必要的肠内刺激,减少肠黏膜的萎缩和免疫抑制所致的肠屏障功能的下降,从而保护了肠黏膜的结构和健康,减少肠道细菌易位,减少细胞因子释放,维持肌肉体积,改善氮平衡。少量肠内营养能尽可能完善TPN,且能加速向全肠内营养转变。

(三)完全胃肠外营养

　　危重患者术后或并发消化道出血、肠梗阻、肠道完整结构受到损伤的情况下,不宜首选EN。首先采用TPN进行支持,此途径供给的水分、热量和氨基酸均可多于EN,并能补足及调整电解质的量。

　　1.能量的供给

　　(1)葡萄糖:危重患者的代谢支持与外科患者的饥饿性营养不良的营养治疗有区别。对后者的营养治疗原则是以高渗葡萄糖提供热量,以蛋白质或氨基酸提供氮源。每日供给蛋白质$1.0\sim1.5g/kg$体重,要求热氮比例为150：1～300：1。但此原则若用于代谢亢进的危重患者是不利的,会使病情加重恶化。因为上述原则

所生成的 CO_2 增多,呼吸通气负担加重,可使得呼吸功能不全加重,肝出现淤胆,肝功能损害,脂肪肝,形成无结石性胆囊炎;高糖血症引致高渗性非酮性昏迷、糖尿。同时,应激程度升高,又增加了能量消耗需要量,负氮平衡得不到改善。但是当减少总热量和葡萄糖负荷时,临床表现即明显改善。此时要求增加脂肪和氨基酸负荷,减少葡萄糖负荷。

在代谢支持中,非蛋白质热量的供给必须适当,123～146kJ(30～35kcal)/(kg·d)为宜。

葡萄糖是常用的能量物质,应用葡萄糖需加外源性胰岛素。由于创伤和严重感染后糖代谢紊乱,有时虽给胰岛素也难控制高血糖。因此临床应用时必须随时根据血糖、尿糖浓度作胰岛素量的调整,以防高糖血症的发生。同时会产生电解质紊乱如低钾、低钠、低磷、低钙、代谢性酸中毒等情况。因此,治疗时应监测血电解质浓度。在一般情况下,机体代谢葡萄糖的最大速率是每分钟 22.20～33.31μmol/kg(4～6mg/kg),较好的耐受量是每分钟 11.10～16.65μmol/kg(2～3mg/kg)。目前认为高代谢危重患者输注的葡萄糖每分钟不超过 5mg/kg。所需热量的其他部分可用脂肪形式来供给。

果糖、木糖醇可替代部分葡萄糖,果糖和木糖醇在代谢初期可不需要加胰岛素,但在代谢后期仍需胰岛素的参与,同时还有产生乳酸与尿酸过高的副作用。

(2)脂肪:①用脂肪作为热源可使机体减少对葡萄糖的依赖,并且在创伤应激反应中,由于胰岛素分泌的下降,葡萄糖的节氮效应受到限制,而脂肪乳剂则避免了对胰岛素的依赖。实验表明输入脂肪乳剂后,应激状态下机体尿氮排泄量明显下降。这是因为脂肪乳剂提供了机体合成蛋白质所必需的 ATP。此外,脂肪乳剂还能促进氨基酸进入肌肉组织,尤其能促进内脏组织对氨基酸的摄取和内脏蛋白质的合成。在脂肪代谢过程中,甘油及脂肪酸裂解产生的乙酰辅酶 A 在进入三羧酸循环后所产生的一系列中间代谢产物,如酮戊二酸等都为机体合成非必需氨基酸提供原料。因此,脂肪乳剂除了供能外,还能促进机体蛋白质的合成,起到良好的节氮效应。②提供人体必需脂肪酸。亚油酸、亚麻酸、花生四烯酸等不饱和脂肪酸,是人体内不能合成的,必须由外源性供给。在创伤应激反应中,倘若只供给葡萄糖、氨基酸等进行营养治疗,势必造成体内必需脂肪酸缺乏,引起必需脂肪酸缺乏症(EFAD)。其结果引起机体免疫功能、血小板功能下降,皮肤、毛发及神经组织的正常生理功能遭到破坏。因此高分解代谢患者静脉营养配方中,必须提供脂肪乳剂。由于花生四烯酸可以由亚油酸在体内衍生而得,因此,尤以提供亚油酸更为重要。③没有 CO_2 负荷过重的副作用。④脂肪乳剂能加重感染患者的高三酰甘油和高非脂化脂肪酸血症。这种高三酰甘油血症能抑制网状内皮系统、肺和心肌功能。高浓度的血清非脂化脂肪酸还有潜在心律失常的可能。脂类可单独应用或与葡萄糖和氨基酸联合应用。如果摄入量超过氧化能力,这些脂类可能堆积并引起副作用。脂类作为非蛋白质能量的来源应占总能量的 30%～50%,当给予脂类大于总能量的 70% 时,可导致脂肪储存的增加,对保持氮平衡非但没有益处,反而可导致感染患者的病死率增加。

脂肪乳剂可经周围静脉输入,可与氨基酸、葡萄糖混合输入,无高糖引起的高渗性利尿等现象。但是单用脂肪乳剂无明显的节氮作用,而与葡萄糖合用能提供更多的能量与改善氮平衡。因为中枢神经系统的神经细胞与红细胞必须依赖葡萄糖供能 100～150g/d,若无葡萄糖供给则需消耗蛋白质进行糖异生作用供能。另一方面因为脂肪分解后的脂肪酸需要有一定量的乙酰乙酸,才能在三羧酸循环中被氧化利用。而乙酰乙酸由碳水化合物产生,因此必须同时供给葡萄糖。我国成年人应用脂肪乳剂的常用量为每日 1～1.5g/kg。在创伤高代谢状态可适当增加一些,所供应的热量一般不超过总热量的 50% 为宜。危重患者不能耐受过于积极的静脉输注脂肪,应该审慎地使用脂肪。监测血浆三酰甘油和游离脂肪酸水平。可以及时发现脂肪利用或清除障碍。

采用全营养混合液(TNA)方式在 24h 内均匀输注脂肪,并由小剂量开始逐渐增加到所需要的剂量,可改善机体对输入脂肪的廓清和代谢。一般剂量是从每日 0.5g/kg 开始,逐渐增加 2.5g/(kg·d)。同时监测血浆三酰甘油的水平,调整剂量和速度。脂肪乳剂所供给的热量占总热量的 30%～50% 为合适。近来认为中链三酰甘油在体内分解生成的中链脂肪酸(MCFA)由门静脉系统廓清,可保护肝巨噬细胞(库普弗细胞)的功能,比长链脂肪酸(LCFA)更为安全。因为 LCFA 由淋巴管清除,不持续方式输注时可损害肝的肝巨噬细胞,影响肝巨噬细胞的吞噬功能。

2.蛋白质或氮的供给　因为机体无贮备的蛋白质,人体每日用于合成蛋白质的氨基酸(AA),1/3 依赖饮食供给。若无外源供给,只能靠分解自体血浆蛋白、肌肉蛋白和其他组织器官的蛋白质来提供氮源,以满足机体合成急需的蛋白质。因此危重患者的机体蛋白质丧失增加,如创伤后机体的蛋白质分解明显增加,氮丢失量可达 20～40g/d,最近认为蛋白质的供给量以每日 1.5～1.7g/kg 较为合适。

补充足够的能量能有效地阻止蛋白质的分解,有效地节省氮的消耗而改善氮平衡。但由于氮的缺乏,将会使负氮平衡不能纠正,因此氮的补充很重要,起到纠正负氮平衡,修复组织,合成蛋白质的作用。因此供给热量的同时必须供给氮源。

补充的蛋白质一般都是以 AA 的形式摄入体内。

　　总之,因为饥饿与危重患者的高代谢所致病理改变有明显差别。所以危重患者的代谢支持不同于标准的营养治疗,其主要区别在于代谢支持的底物是由碳水化合物、脂肪、氨基酸混合组成,每日所供给的代谢底物中蛋白质增加到 2～3g/kg,热量与氮的比例则下降为 100∶1,30％～40％的非蛋白质热量由静脉输注的脂肪乳剂所供给。

　　3.其他营养物质的供给

　　(1)维生素:严重腹腔感染创伤 MSOF 等危重患者,对各种维生素(水溶性、脂溶性维生素)的需要量均大为增加。这与患者的高代谢率有密切关系,由于细菌的生长繁殖亦从机体获得维生素,造成维生素的消耗增加。机体的组织修复时需要足够的维生素 C 用来产生正常的胶原。由于维生素 A、维生素 E 与创伤的愈合、内脏损伤的修复并与机体免疫功能有密切关系。维生素 E 是抗氧化剂,在严重创伤等应激状态下可清除体内自由基,降低脂质过氧化物。因此为提高患者抵抗力及术后机体的恢复,应保证补足维生素 A、维生素 E 的摄入量。我们认为在营养治疗的同时供给各种水溶性维生素、脂溶性维生素是不可忽视的物质。

　　(2)电解质和微量元素:严重感染患者术后早期,由于机体处于应激状态,胃肠道功能障碍,大量体液或消化液的丧失,机体往往存在低钾、低钠、低钙、低磷的现象,并发现低磷血症的发生率高,资料统计,严重创伤的患者的低磷血症的发生率为 76.5％,腹腔严重感染患者的低磷血症发生率为 61.5％。40 例死亡的危重患者中有 31 例存在低磷血症,占 77.5％。也有文献报道严重感染会造成血清锌、铁、铜代谢的改变。当全身性感染、炎症反应与内毒素侵入时,锌进入肝内致血清锌浓度的下降。铁大部分蕴藏在肝,一部分在网状内皮系统与骨髓之中。当有炎症时,血清铁浓度就下降。有学者认为铁的供应减少,会降低杀灭病原菌的能力,亦即营养性免疫的能力。低铁血症有利于细菌的繁殖,当血清铁下降,血清铜与铜蓝蛋白将增加。这些均说明在临床营养治疗除了供给足够的热量、氮量、维生素外,还需根据患者的具体情况,及时供给电解质。并根据电解质浓度的监测结果,及时进行调整供给电解质的量。并对于微量元素的补充也应引起重视,并应在微量元素的总储量未受到影响之前补充,而不应该在有明显的缺乏症时再去纠正。

二、代谢支持的时机

　　严重感染的初期,由于细菌、内毒素等的作用,神经内分泌紊乱,过多的分泌分解代谢激素,如儿茶酚胺、胰高糖素、促生长激素等。出现胰岛素/胰高糖素比例失调,骨骼肌蛋白质分解,血浆中游离氨基酸、脂肪酸增加,血糖浓度增高和糖耐量下降等现象,同时出现水和电解质的紊乱,酸碱平衡失调,易于潴水、潴钠,并发代谢性酸中毒。这一阶段不适当地进行营养治疗,非但不能达到营养治疗的目的,反会引起更多的代谢紊乱。因此,在感染患者的治疗初期,首先应积极纠正水、电解质紊乱和酸碱平衡,补充血容量,降低肾素血管紧张素-醛固酮的活性,潴留于体内的水分加速排出,恢复正常的胰岛素与胰高糖素的比例,并且要积极控制感染,及时手术,清除感染病灶和引流。对严重创伤、大手术后也应先积极纠正休克、补充血容量。然后争取尽早给予代谢支持。根据创伤感染的严重程度给予能量与蛋白质,从而防止机体的过度消耗。实施后再根据患者具体情况,调整能量与蛋白质的补充量,并选择合理的脂肪乳剂与氨基酸以及特殊营养物质的应用。

综上所述,危重患者营养治疗的途径和时间是决定治疗过程的重要因素。早期经肠营养及必要的营养素在缩短危重患者的高代谢期,促进合成代谢,促进机体恢复,维持肠免疫功能中起着重要的作用。当无法完全经肠营养来维持机体的营养需要时,需实施 TPN 或将肠外营养与肠内营养结合使用,每小时经肠道输注 10~20ml 营养液,不仅可维持肠道结构与功能的完整性,而且也避免了全肠外营养(TPN)可能引起的肠道细菌和毒素的易位,改善氮平衡,加速向 TEN 转变。

第三节　特殊营养物质在危重患者中的作用

长期以来已认识到营养是产生免疫反应的一个重要组成部分,并且营养物和免疫功能之间存在复杂的相互作用。在危重患者中,中、重度的蛋白质-热量缺乏性营养不良会引起细胞介导免疫、吞噬细胞功能,补体系统和黏膜抗体反应等的很大异常,而特殊营养物质对免疫活性的特殊方面产生不同程度的作用,同时在促进蛋白质的合成与降低蛋白质的分解方面也有一定的作用。近几年来对特殊营养物质在危重患者中的特殊作用并应用于临床已有许多实验和临床的研究。

一、精氨酸(Arg)

精氨酸是条件非必需氨基酸。但在危重患者高代谢状态下,精氨酸是必不可少的营养物质,成为必需氨基酸。因为肾在创伤、感染时对氨基酸,尤其是精氨酸、谷氨酰胺的再吸收能力下降,导致负氮平衡。

1.精氨酸可增加体内氮潴留,促进蛋白质合成,增强免疫反应　因为精氨酸具有刺激激素分泌的活性,包括刺激垂体释放生长激素和泌乳素;胰腺释放胰岛素和胰高糖素;肝和小肠释放胰岛素样生长因子(IGF-1)和肾上腺释放儿茶酚胺。通过其还能影响胸腺的作用,增强损伤后有丝分裂原刺激的 T 细胞增生。它也牵涉到蛋白质合成和伤口愈合,可能通过刺激产生生长激素而增加创伤后蛋白质的潴留。因此精氨酸可增加体内氮潴留、促进蛋白质合成、改善机体氮平衡。有研究表明,创伤后早期精氨酸的需要增加,给予正常浓度的精氨酸能增强组织的修复能力,增强代谢和免疫功能。在肠内与肠外营养制剂中,适当地强化精氨酸,能有效地发挥细胞免疫作用。

2.精氨酸能有效改善肠黏膜屏障,减少细菌易位　全肠外营养(TPN)引起肠黏膜屏障损伤,肠道细菌易位及肠源性脓毒血症已引起广泛重视。大量实验和临床研究证明,由于 TPN 的应用,常引起肠道黏膜"饥饿",在 1 周内即可发生肠黏膜或绒毛萎缩症,从而导致肠黏膜的形态和功能发生改变;肠壁的通透性增高,增加了潜在的肠道致病菌易位的机会。有资料显示易位的肠道内菌群主要为埃希杆菌、奇异变形杆菌;其次为念珠菌、表皮样肠球菌等。这些条件致病菌,内毒素和其他毒性混合物,可穿透肠黏膜溢出肠腔而进入腹腔,最终经淋巴管和血管播散到全身,导致肠源性菌血症或脓毒血症。而添加精氨酸的营养液对 TPN 并发症的预防和机体康复将起着重要作用。实验和临床研究证明精氨酸强化的营养液可以改善TPN 的肠黏膜损伤状态和功能,增加肠黏膜的总厚度及小肠绒毛细胞计数,降低肠黏膜的通透性,减少肠道细菌易位。而且精氨酸具有改善 T 细胞的功能,促进 T 辅助细胞分泌白介素-2 产生一氧化氮(NO),增强巨噬细胞的细胞内杀伤作用,促进多胺、胍氨酸、鸟氨酸。酮戊二酸等肠黏膜滋养因子合成,恢复肠黏膜结构完整性。因此精氨酸及其代谢产物是有效改善肠黏膜免疫障碍,减少细菌易位,是防止TPN 并发症发生的保护剂。

3.精氨酸在免疫防御及免疫调节中的作用　严重创伤的患者因应激反应使蛋白质处于亢进的高代谢状态,而肾对氨基酸尤其是精氨酸、谷氨酸的再吸收能力下降,从而导致负氮平衡。创伤使大量的 IL-1、IL-6、TNF 释放,以及 IL-2 水平下降。若持续时间过长将导致细胞群的衰竭、损伤免疫功能,增加潜在并发症的发生机会。在多种动物实验中观察到,给予精氨酸后导致胸腺增大和细胞计数增多,促进植物凝集素(DHA)、刀豆蛋白 A(Con-A)等有丝分裂原的产生,并且显著提高 T 淋巴细胞对有丝分裂原的反应性,从而刺激 T 淋巴细胞的增生,增强巨噬细胞的吞噬能力和天然杀伤细胞对肿瘤细胞的溶解作用;增加脾单核细胞对 IL-2 的分泌活性,以及 IL-2 受体的活性,显著降低前列腺素 E(PGE$_2$)的水平,进一步促进 IL-2 合成,最终产生以提高 T 淋巴细胞间接反应为中介的免疫防御与免疫调节的强力作用。精氨酸在肠内营养中的强化对严重创伤大型手术患者的营养状态和免疫功能的恢复以及免疫防御和免疫调节机制的正常运行发挥了重要作用。因此强化精氨酸的肠内营养治疗中,精氨酸的作用是:①可增加机体内氮潴留。②有效地发挥调节作用,控制蛋白质更新。③促进肌肉内蛋白质的合成。④有助于改善机体氮平衡,提高机体的免疫状态。

4.精氨酸及其体内代谢活性产物一氧化氮(NO)在腹腔严重感染对急性胰腺炎(AP) 具有保护作用外源性 Arg 对急性胰腺炎的保护作用已有许多报道,在新近的研究中还发现存在 NO 的免疫调节机制。NO 是体内多种组织及细胞产生的一种多功能的气态生物信使,而 L-精氨酸是合成 NO 的唯一底物。L-精氨酸在两种 NO 合酶催化下经过氧化脱氨基作用生成 NO,并同时生成 L-胍氨酸。NO 的活性高,不稳定,可迅速代谢为稳定的终末产物——硝酸盐及亚硝酸盐,并以硝酸盐的形式从尿中排出体外。目前认为 NO 对免疫系统的调节作用可能有几个方面:①NO 抑制 T 淋巴结增生,抑制抗体应答反应,抑制肥大细胞反应性。②促进天然杀伤细胞活性,激活外周血中的单核细胞。③调节 T 淋巴细胞和巨噬细胞分泌细胞因子。④介导巨噬细胞的细胞凋亡。近来体外研究表明,精氨酸通过巨噬细胞和淋巴细胞对肿瘤和感染细胞发挥毒性的关键作用,是继于 NO 的产生和释放所致。在危重患者的营养治疗中有它特殊的作用。

二、谷氨酰胺(Gln)

谷氨酰胺对许多器官、组织有特殊的营养作用。可作为肠黏膜细胞、免疫细胞等快速生长和分化细胞的主要能源及核酸合成的前体,用于维持肠道的结构和功能,促进免疫功能(包括肠道免疫和全身免疫功能)等,Gln 已日益受到重视。以往认为谷氨酰胺是一种非必需氨基酸,但是在机体应激状态下,此时肠道黏膜上皮细胞、免疫细胞等对谷氨酰胺利用明显增加,血液和组织中谷氨酰胺浓度却急剧下降,因此在外科危重患者中谷氨酰胺可能是一种非常重要的必需氨基酸。

谷氨酰胺在外科危重患者治疗中有以下作用。

1.降低危重患者机体的高代谢状态 大手术、创伤、脓毒症后机体处在高代谢状态,氮的丧失量可超过 2g/d。骨骼肌游离谷胺酰胺浓度的下降是蛋白质分解代谢中常见的现象。肌肉细胞谷氨酰胺含量的下降往往影响患者的生存率,而肌肉蛋白质合成率高低与谷氨酰胺含量的多少有关。临床研究表明,给予不含谷氨酰胺的标准 TPN 者,不能纠正肌肉谷氨酰胺含量的降低,而加入谷氨酰胺的 TPN 患者中骨骼肌内谷氨酰胺下降程度明显改善,证实了谷氨酰胺在减少肌肉游离谷氨酰胺浓度下降和促进蛋白质代谢中有积极作用。

2.维持和恢复危重患者肠道屏障的结构和功能　危重患者中由于谷氨酰胺的缺乏可导致不同程度的肠黏膜萎缩,增加肠道的通透性,破坏肠道的屏障功能。

3.改善机体的免疫功能　危重患者出现免疫功能受抑制伴有肌肉和血浆谷氨酰胺浓度的显著降低。谷氨酰胺对肠道免疫功能的改善已有报道。

在危重患者应激状态下,Gln 在各器官间的氮流动中起着极为重要的作用,是依赖 Gln 氧化供能的器官如肠道和组织细胞如血管内皮细胞、巨噬细胞、黏膜和肺泡上皮细胞、成纤维细胞等的重要营养底物和调节因子。提供外源性 Gln 既有利于改善体内平衡,纠正危重患者的代谢性酸中毒,增强免疫细胞和肠黏膜屏障功能,降低肠源性细菌和内毒素易位,又可有效地减轻缺血-再灌注损伤和内毒素介导的血管内皮细胞和黏膜上皮的损伤,促进各种免疫活性细胞的分化、增生,增强机体非特异性防御能力,并调节免疫活性细胞的各种介质、细胞毒素和免疫球蛋白的分泌和相互作用。因此认为在危重患者的抢救中,提供外源性 Gln 是很有益的。

三、脂肪酸

膳食中的脂类是必需脂肪酸和热量的来源,是脂溶性维生素如 A、D、E 和 K 的转运载体,而且调节机体的免疫功能方面有它重要的作用。它对特异性和非特异性免疫系统的一些免疫细胞、单核细胞、巨噬细胞、淋巴细胞和多形核细胞产生很大的作用。在创伤应激反应中,如果只给葡萄糖及氨基酸,必会造成必需脂肪酸的缺乏,从而引起必需脂肪酸缺乏症。其结果会引起机体免疫功能下降、血小板功能下降,皮肤、毛发及神经组织的正常生理功能遭到破坏。

四、生长激素

近年来许多研究证实适当地应用重组人生长激素(rhGH)能够逆转和改善危重患者机体的高代谢状态,对预后产生积极的作用。生长激素是垂体前叶分泌的一种蛋白质激素,其生物功能是直接的代谢作用和间接的促生长作用。主要表现为促进葡萄糖氧化,从而提高能量水平,促进脂肪分解和糖异生,改善蛋白质分解,促进蛋白质的合成。

临床应用方法:代谢支持治疗同时加用生长激素,一般采取低热量的肠外营养
[63.68kJ/(kg·d),30~35kJ/(kg·d)]加生长激素。①剂量:多数学者主张
0.1~0.2mg/(kg·d)或8~12IU/(kg·d)。②途径:1次/d或2~3次/d皮下注
射。③注意点:GH能导致高血糖,故应掌握指征并严格监测血糖。孕妇及哺乳期
妇女应慎用。避免身体同一部位反复多次用药。rhGH在应用过程中导致高血糖
和胰岛素抵抗,而IGF-1具有合成代谢效应外尚有降低血糖作用,因此rhGH与
IGF-1的联合应用,合成代谢效应明显增强。

第四节　危重患者的营养护理

护理工作者在危重患者的急救及康复过程中,起着重要作用,营养护理就是其
中一个重要组成部分。24小时密切观察病情,发现问题,及时、慎重处理,是对每
一名ICU护士最基本的要求。下面论述在营养护理中,护士应该如何观察病情,
以及发现问题后如何正确处理:

一、危重患者营养支持的监测指标

1.体重　体重用以评价患者的营养状态,估算营养需要量。危重病患者由于
存在水肿、水钠潴留等,使体重的变化较大。因此,这类患者在估算营养需要量时,
应考虑理想体重和患病前体重,并动态测定。

2.能量消耗的测定　过低与过度营养均会给机体造成损害,尤其是对于代谢
紊乱、能量消耗变异较大的危重患者,提供适量的营养底物非常重要。理想的营养
支持应按照实际测量的能量消耗量供给营养底物。间接能量测定法使这成为
现实。

$$REE=[(3.9\times VO_2)+(1.1\times VCO_2)]\times 1.44-(2.8\times UUN)$$

REE 静息能量消耗;VO_2 氧耗量(L/min);VCO_2 CO_2 产生量(L/min),UUN
尿中尿素氮的量。

呼吸商(RQ)是营养物质净氧化的指标。呼吸商正常范围0.7~1.0。呼吸商
的价值在于反映营养物质的利用比例或混合的能量氧化。

$$RQ=VCO_2/VO_2$$

3.液体平衡　准确测量24h的出入量,包括尿量、胃肠引流液、腹泻、各种体腔

引流及伤口渗出量等。根据丢失的液体来考虑需要补充的液体量。心功能不全及肾衰竭等严重限制液体入量的患者尤为重要。

4.血气分析检查 危重病患者常存在多重酸碱紊乱,营养支持,特别是肠外营养支持,又常影响体内的代谢状态,应监测血气。

5.内脏蛋白测定 内脏蛋白测定是常用的观察指标,反映体内蛋白质储存情况与代谢状态。监测内脏蛋白水平,可指导制定营养支持的方案以及判定营养支持的效果。

(1)C反应蛋白:C反应蛋白为急性相蛋白,应激反应时合成增加。C反应蛋白浓度变化与血浆阴性蛋白及氮平衡无明显相关。

(2)白蛋白:白蛋白半寿期较长,代表体内较恒定的蛋白质含量。异常丢失时使血浆白蛋白迅速降低。白蛋白过低将影响营养底物转运与代谢、药物作用及血浆胶体渗透压等。

(3)快速转换蛋白:包括前白蛋白、转铁蛋白、纤连蛋白、视黄醇结合蛋白、铜蓝蛋白等。由于快速转换蛋白半寿期短,是评价蛋白质合成状况及营养支持效果的常用指标。

6.免疫功能测定

(1)淋巴细胞计数:正常参考值 $1.5\sim3.0\times10^9/L$,$<1.5\times10^9/L$ 为营养不良。

(2)免疫球蛋白:在营养不良、感染、肿瘤等疾病状态下,可导致免疫球蛋白合成减少和(或)应答能力下降,导致机体对致病微生物的抗病能力下降。

(3)T淋巴细胞亚群:营养不良、蛋白质丢失、应用皮质激素等,均可使T淋巴细胞受抑制,损害免疫功能。CD4/CD8可作为评估机体细胞免疫状态的指标。细胞免疫受抑制时CD4/CD8下降。

7.氮平衡测定 氮平衡系每日入氮量与排出量之差。氮平衡测定是估算营养支持效果的一种方法,也可用于了解机体代谢状态及体内蛋白质分解程度。氮平衡测定结果有3种可能:①摄入与排出氮量基本相等,称为总平衡,表示体内蛋白质的分解与合成代谢处于动态平衡之中;②摄入氮量>排出氮量,称为正氮平衡,表明摄入氮或蛋白质除补偿组织的消耗外,尚有部分构成新的组织而被保留;③摄入氮量<排出氮量,称为负氮平衡,表明体内蛋白质分解>合成。创伤、感染等应激或营养供给不足时,表现为明显负氮平衡。

鉴于机体代谢过程产生的氮大部分(85%~90%)由尿排出,且尿中以尿素氮占大多数,经尿排出的其他含氮物约 2g/d,故氮的排出量可根据24h尿中尿素氮的量计算得出。

肠内营养时应计入每日粪便测定的含量。血制品系整蛋白,不计入氮平衡计算中。接受血滤和透析治疗的患者,排氮量中还应计入透析液与超滤液中氨基酸或氮含量。

8.3-甲基组氨酸　3-甲基组氨酸是肌肉蛋白质分解代谢产物。严重创伤、烧伤和全身感染后,尿 3-MH 排泄增加;反之,代谢率降低时,其排泄量减少。动态观察可了解肌肉蛋白质的变化。

9.并发症监测

(1)体温:注意营养支持中的体温变化以及时发现感染性并发症。

(2)血糖监测:应激状态下机体糖代谢常处于不稳定状态,严重感染、创伤、MODS 以及既往糖代谢异常的危重患者尤为明显。应加强血糖监测,调整葡萄糖供给及胰岛素使用。

(3)血浆渗透压:当怀疑有高渗情况时应作测定。无测定仪器的单位可按以下公式计算:血浆渗透压分子浓度$(mmol/L)=2(Na^+ + K^+)+$血糖$+BUN$(各项单位为 $mmol/L$)。

(4)血清电解质:危重病患者容易出现电解质紊乱。应注意电解质的检测。

(5)血清微量元素与维生素:一般不列为常规检测。某些疾病,特别是危重时期,可诱发体内微量元素含量与分布变化,并影响机体代谢与生理功能,需要时应予检测。

(6)血常规:营养支持期间可每周检查 1～2 次。

(7)肝功能:一般情况要求每周测定 1～2 次,全肠外营养＜TPN,治疗 2～3 周后,尤应注意肝功能的监测。

(8)血脂测定:可每 1～2 周测定一次。输注脂肪乳剂的过程中,应监测血脂情况,即每日在脂肪乳剂输注完后 6h 取血标本,以评价输注的脂肪乳剂是否被利用。肝功能障碍、低白蛋白血症及胆红素代谢异常等情况下,应特别注意监测血脂。

(9)尿电解质检查:留取 24h 尿液,主要测定尿液中钾、钠的含量,每日 1 次。

(10)胆囊 B 超:检查胆囊容积、胆汁稠度、胆泥形成等,评价肝胆系统损害与淤胆情况。

(11)粪常规与细菌学检查:全肠外营养期间,特别时间较长,可发生肠道菌群失调,导致腹泻。肠内营养时亦可因营养液污染导致肠炎、腹泻。应注意粪常规与细菌学检查。

10.肠黏膜通透性检测　测定肠黏膜通透性,可间接评价肠黏膜完整性及判断肠黏膜屏障功能。可测定尿乳果糖排泄率/甘露醇排泄率。肠黏膜缺血/再灌注损伤后,可导致黏膜细胞萎缩,吸收面积减少,同时细胞间紧密连接破坏,致乳果糖通过增加,乳果糖/甘露醇排泄比率增加。

二、危重患者营养支持的原则

营养支持是危重患者的重要治疗措施,应重视营养支持的时间、量与方法,否则加重代谢紊乱。

1.营养支持的适应证

(1)既往存在营养不良,如慢性呼吸衰竭、肝疾病、心功能衰竭、或肾功能不全等导致营养不良,又合并了急性病变的患者;

(2)既往营养状况良好,因严重烧伤、严重创伤、全身性感染等高代谢疾病,使患者处于高度消耗状态;

(3)肠道因损伤或疾病不能进食或不宜进食超过 5 天以上的患者,如重症急性胰腺炎、肠梗阻、肠损伤并发肠瘘;

(4)胃肠功能减退,食欲差,胃肠道手术或损伤后,进食量不足或不能进食超过 1 周;

(5)接受机械通气治疗的患者,尤其是合并呼衰的患者,如营养状态不能得到改善或维持,将导致感染难以控制,呼吸肌萎缩及脱机困难甚至难以撤离。

2.营养支持的时机　患者循环稳定,水、电解质与酸碱失衡得到初步纠正后,为了维持细胞代谢与器官功能,防止进一步的营养耗损,应及早给予营养支持。一般在初期治疗后 $24 \sim 48h$ 可开始。应用营养支持前需进行代谢与营养状态的评估。

3.能量与营养物质的供给　应用间接能量测定法或氧耗测定后,发现应激患者的代谢率增加较以往估计的要低。根据应激时的代谢特点及支持原则,一般认为危重患者的能量供给常规以 $25 \sim 30kcal/(kg \cdot d)$ 为宜,亦可按实际测定的静息能量消耗(REE)$\times 1.1 \sim 1.2$ 计算。非蛋白质热量中糖脂比为 $6:4 \sim 5:5$,葡萄糖供给量通常为 $2.5 \sim 3.0mg/(kg \cdot min)$。但血糖应$<11mmol/L$,$8 \sim 10mmol/L$ 较为理想。脂肪供给按 $1 \sim 1.5g/(kg \cdot d)$,一般不会造成脂肪负荷过剩及脂肪代谢障碍。氮的供给在 $0.2 \sim 0.35g/(kg \cdot d)$。

4.营养支持的方式与选择　营养支持分为肠外营养与肠内营养两大类方法。肠外营养成为许多危重患者,尤其肠功能障碍患者主要的营养支持方式,起到保持机体的结构与功能,改善氮平衡与蛋白质合成等作用。肠内营养具有简单、并发症少、有助于促进肠道运动与释放胃肠激素、增加门脉血流等优点,并且更全面的提供营养素,维护肠黏膜屏障功能,提高营养的效价比等。

危重患者营养支持方式的选择,主要依赖于病情和疾病状态,特别是肠功能状态。原则上肠内营养应是首选,可通过鼻营养管、胃或空肠造瘘管。当患者存在肠功能障碍、腹腔内存在严重感染灶、循环不稳定,肠外营养便成为主要的营养供给途径。胃无张力时,应限制肠内营养量,以防胃滞留或误吸。肠外与肠内两大途径起着互补作用,需合理选择。部分肠外营养＋肠内营养也许是一些危重患者更切实的营养支持模式,但应尽量争取肠内营养比例达到25％以上。

三、危重患者肠内营养的护理

临床上危重患者肠内营养治疗的原则是:只要有胃肠功能应尽早使用。但是使用中应遵循由少到多;由低浓度到高浓度:速度由慢到快循序渐进的原则;不要急于求成,不要公式化;要因人而异,选择不同的支持途径、不同方法、不同的营养素;在配制营养素时操作要规范;减少并发症的发生;同时要了解患者的心理状况,作好相应的工作;使肠内营养的治疗作用收到实效。

1.肠内营养的指证　胃肠道功能状态因疾病状态不同个体差异较大。相当部分危重患者由于肠道缺血/再灌注损伤、腹腔炎症使肠壁水肿、粘连等,以及手术、创伤使胃肠道吸收、分泌、消化能力与蠕动能力部分受到损害,难以达到理想的完全肠内营养,且易出现不耐受现象。近年来的研究证实了大手术、烧伤、创伤等应激后早期肠道营养的可行性与益处。只要危重患者肠功能状态允许,特别是小肠运动、吸收、消化功能允许,应该尽早考虑给予肠内营养。临床应用时应考虑以下因素:

(1)不能经口摄入正常固体食物以获得所需足够热量与营养物者。如机械通气的患者或经口摄食量＜2/3需要量。

(2)可建立胃肠道喂养的通路以保证营养的供给。

(3)经过早期复苏与抗休克治疗,循环稳定,水、电解质与酸碱失衡纠正。

(4)严重低蛋白血症予以纠正,血浆白蛋白水平 28～30g/L。临床资料显示,血浆白蛋白＜25g/L 者,腹泻发生率较血浆白蛋白＞28g/L 者明显增高。

(5)胃液潴留量不多,24h＜200～300ml,临床无腹胀存在,或可闻及肠鸣音。

2.肠内营养支持的禁忌证　某些危重患者或疾病的危重时期不宜选用肠内营养,主要包括:

(1)严重应激状态:血流动力学不稳定,水电酸碱失衡未纠正,应先处理全身情况,待内环境稳定后,再酌情考虑肠道喂养的时机。

(2)腹腔感染未予控制导致肠管运动障碍,出现明显腹胀,肠鸣音消失或腹腔大量炎性积液时,不能耐受肠道喂养。

(3)机械性完全性肠梗阻和麻痹性肠梗阻。

(4)肠瘘早期,腹腔感染较重且未局限。

(5)急性肠道炎症伴有持续腹泻、腹胀者,吸收功能差。

(6)较严重消化道出血及剧烈呕吐。

3.肠内营养支持的时机　近10年来,人们越来越认识到早期肠道喂养的重要意义。在维持营养代谢的同时,其重要的药理作用在于维护、支持了肠黏膜屏障与消化功能,改善于组织灌注,明显降低了感染性疾病与MODS的发病率等。为此提出的"当肠道有功能,能安全使用时,使用它"的观点,并在临床实践中遵循这一原则。具体可参考几方面因素:

(1)危重患者早期肠道喂养建议在患病24~48h开始。前提是血流动力学基本稳定,腹腔感染灶清除或得到控制。

研究显示,严重烧伤患者早期出现的高代谢反应,而早期(48h内)肠内营养明显降低了肠源性高代谢反应,使能量消耗降低,同时维护了肠黏膜屏障功能,改善肠通透性;大手术、创伤后的危重患者早期肠内营养,可从手术后12~48h开始实施,但较理想的是24h内。术后早期的肠内营养有助于改善营养状态,促进伤口愈合,减少并发症等。

(2)全身性感染和MODS危重患者,病情往往较重,受累的器官多,相当部分患者存在不同程度的肠道功能障碍,肠内营养特别是早期肠内营养难以理想实现,腹胀、胃液储留以及误吸等并发症也较多。这类患者肠内营养的药理作用大于其营养作用,争取在适宜的时期开始肠道喂养,以肠外营养+肠内营养形式实现危重患者的营养支持,并使肠内营养比例超过20%。

4.肠内营养支持途径选择及建立　肠内营养置管类型包括鼻胃管、鼻肠管、胃造口或空肠造口置管。鼻胃管、鼻肠管可通过非手术方法置入,而胃造口或空肠造口置管则通过手术或内镜协助下完成。胃肠功能良好、神志清醒的患者,应放置鼻胃管,但存在反流、误吸等并发症,而且常常需要进行胃肠减压。因此,鼻胃管不宜首选。应选择放置鼻空肠导管,导管尖端应达到幽门以下。达屈氏韧带以下更为理想。急性胰腺炎患者导管顶端位置应更低,以减少对胰腺分泌的影响。鼻肠导管与胃或空肠造口置管是ICU患者常常选择的肠内营养通道。

(1)经鼻肠导管:合并吞咽困难或放置气管插管的患者,经鼻置管不易成功,或难以通过幽门,可采用经导丝置管或内镜协助下,将营养管送入食管以及通过幽门。此法成功率高,患者易于耐受,绝大多数患者置管过程中不需镇静。导管留置时间亦可延长。

(2)经空肠造口置管:空肠造口置管常与开腹手术同时进行,操作简单,置管确实、可靠。而空肠穿刺置管(NCJ)使这一方法更加简化,损伤小,简单易行,但管腔较细,要求肠内营养液溶解性更好。主要适应证:①手术时存在有营养不良;②较大上消化道手术;③手术后可能接受放射治疗或化疗;④严重创伤行开放手术。

(3)经皮内镜导管胃造口及空肠造口:经皮内镜导管胃造口术(PEG)和空肠造口术(PEJ)是在内镜协助下,经腹壁、胃壁造口置管的方法,床旁即可实行。经内镜引导下十二指肠或空肠造门术(PED 和 PEJ)的操作难度大,安全性方面不如PEG,主要的并发症是导管移位和穿刺部位外瘘。目前更多采用的方法是PEGJ,即通过 PEG 放置一较细的空肠营养管,由此施行肠道喂养,PEG 导管可同时行胃肠减压。

一般来说,鼻肠导管与空肠造口导管更适用于危重患者。需要较长时间肠内营养支持者及经鼻置管困难者,可考虑空肠造口置管法。应强调导管顶端达幽门以下,屈氏韧带以下更理想,使得反流与吸入性肺炎等并发症的发生率明显降低。贲门功能不良、反流明显、颅脑损伤严重及意识障碍的危重患者更应如此。

5.肠内营养液的输注方式　营养支持投给方法,一般有分次推入法、间断重力滴注法、连续滴注法(可采用重力或输液泵)。采用任何投给方式取决于配方饮食的性质,喂养管的类型与大小,管端的位置及营养需要量。

(1)分次推入法(定时灌注):将配好的液体饮食吸入注射器内,缓缓地注入胃内。每次 200ml 左右,每日 6～8 次。适用于胃肠运动良好、贲门功能正常、神志清醒的非机械通气支持的患者,适用于鼻胃管或胃造口管注入匀浆膳食,以及由肠内营养向口服饮食过渡的患者。部分患者对此种方式耐受性差,易引起恶心、呕吐、反流、腹胀、腹泻及腹部痉挛性疼痛,有的患者经过几天后可以耐受。但对于大多数危重期患者不宜采用此方法。

(2)间断重力滴注法:将配好的液体膳食或营养素放入管饲容器内,经输液管及莫非滴管与喂养管相连缓慢滴注,每次 250～500ml,速率 30ml/分,每次持续30～60 分钟,每天 4～6 次。此方式适合鼻胃管和胃造口管,优点患者活动方便,缺点可能有胃排空缓慢。

(3)连续滴注法:与间断重力滴注法的装置相同,通过重力滴注或输液泵连续

24 小时输注。除输注匀浆膳外,采用营养素目前多主张此种方式,特别适合危重病患者,其优点在于腹胀、腹泻、腹痛的并发症减少。输入速度采用循序渐进的方法,从少到多,从低浓度到高浓度。温度常温或 42℃ 左右。连续滴入从每分钟 15 滴开始,维持在 50 滴左右。也可以用泵维持开始每小时 40ml,以后递增。但此法肺炎的患病率较高,因为胃液 pH 呈碱性,有助于肠道内细菌的定居,并进一步从胃移居至气管和咽部。

此外,可以间歇持续输注法:在持续匀速输注期间有一定的间歇期,如连续输注 16~18h,停止输注 8~6h,有助于保持胃液 pH 处于正常范围,抑制上消化道细菌的生长。

6.肠内营养的类型与选择　　肠内营养制剂根据其组成分为要素饮食、整蛋白配方饮食、匀浆膳和管饲混合饮食等。危重患者较常应用要素饮食和整蛋白配方饮食。

要素饮食是指由氨基酸或水解蛋白(短肽)、葡萄糖、脂肪、电解质、微量元素、维生素制成的混合物。可提供人体所需的营养素与热量,不需胃液、胰液、胆汁等参与消化,直接吸收或稍加消化即可吸收;不含残渣或极少残渣,粪便形成少。要素饮食是早期肠内营养和危重患者施行肠道喂养时选择的膳食。根据其氮源的不同,要素饮食又分为水解蛋白为氮源的要素饮食和氨基酸为氮源的要素饮食。要素饮食配成液体后的热量密度一般为 1.0~1.5kcal/ml。

随着营养支持的发展,根据不同疾病状态下机体对某些营养素的特殊需要,制成特殊配方要素饮食,如适用于危重患者的免疫增强配方的要素饮食等,使肠内营养支持更趋合理。

氨基酸要素饮食是危重病患者理想的肠内营养制剂。小肠黏膜细胞具有游离氨基酸以及二肽和三肽的转运吸收系统,如要素饮食所含为游离氨基酸和二肽及三肽的混合成分,氮的吸收成分将因此会增加,但较长的肽链将影响氮的吸收。对于某些氨基酸吸收障碍的疾病,短肽类要素饮食可被较好的吸收。

随着对早期肠内营养重要意义的认识,除上述配方要素饮食外,还增加了疾病状态下对组织细胞有特殊作用的营养素,如谷氨酰胺、精氨酸、中链脂肪酸、Ω-3 脂肪酸(鱼油)、核苷酸、支链氨基酸、酪氨酸、牛磺酸,以及含有乳酸杆菌、双歧杆菌的生态免疫营养。

被认为有免疫促进作用的营养因子还有维生素 E、β-胡萝卜素和微量元素 Zn、Se 以及中草药中的人参皂苷和黄芪多糖等。在标准的肠内与肠外营养配方中加入某种或几种免疫营养因子,可以上调机体免疫机能。

膳食纤维的重要的作用近年来受到重视,特别是可溶性膳食纤维在结肠内酵解后形成短链脂肪酸(SCFA),进一步影响结肠、小肠的结构与功能。目前临床上应用的膳食纤维制品有含大豆多糖的液体肠内营养制剂、果胶。在补充膳食纤维时应注意水的补充。

7.肠内营养的并发症与处理

(1)反流、误吸与肺部感染:营养液和消化液的反流、误吸,导致吸入性肺炎。相关因素包括以下方面:

1)肠内营养管移位与折返。

2)胃排空不良及腹胀:这类患者强调营养液肠内输注而不能胃内灌注,营养管尖端位于屈氏韧带以下较为安全。此外,可应用胃动力药物甲氧氯普胺、普瑞博斯等促进胃的排空及肠蠕动。同时注意监测患者胃或肠内营养液的潴留量或胃肠减压量与 pH。

3)胃液 pH 升高:胃液 pH 升高,导致肠道细菌移位、定殖。研究认为连续输注 16～18h 后间断 8～6h,则有助于保持胃液的正常酸度,降低肠道菌的移位与口咽部定殖,从而有助于降低革兰阴性杆菌的肺部感染发生。

4)意识障碍:宜将肠内营养管置于屈氏韧带以下空肠或幽门以下十二指肠,且在接受肠内营养治疗时将头及上半身抬高>30°,需长时间接受肠内营养支持者可考虑行 PEG 或 PEGJ。

5)呼吸道防御能力降低:危重患者呼吸道自我防护能力下降。机械通气的肠内营养危重患者,十二指肠-胃反流较常发生,反流液碱化胃液,pH 升高。防治方面亦应使肠内营养管达到足够深度,以保证营养液从小肠内输注,并注意监测胃内容物酸碱度及残留量。

(2)胃肠不良反应

1)肠内营养相关腹泻:腹泻是肠内营养较常见的并发症,肠内营养期间发生腹泻的相关因素包括:①配置营养液与开放容器时,造成肠内营养液被污染;②悬挂时间较长或存留有前期未输完的营养液;③营养不良;④低白蛋白血症;⑤全身性感染;⑥MODS;⑦存在感染灶;⑧发热或低温;⑨应用广谱、强力抗生素。

另外,腹泻发生还与输注速度过快、溶液渗透压较高及温度较低等有关。

对于腹泻的防治,应注意以下几方面:

①营养液的无菌配制,并置于封闭容器中,每日更换输注用品。

②血浆白蛋白<25g/L 者应先予补充纠正。

③适当控制体温,清除体内感染病灶。

④输注速度由慢逐渐增加。

⑤若腹泻与抗生素应用有关,则应停用抗生素,并补充肠道生态菌。

⑥注意输注过程中营养液的温度及浓度,以不同个体能够耐受为标准。

2)腹胀、便秘和腹痛:危重患者在肠道喂养时易出现不同程度的腹胀,重者使肠内营养无法继续。这类患者在开始肠道喂养时,更应注意减慢输注速度,降低浓度,配合胃肠动力药物及密切监测胃或肠内潴留量,如胃内潴留量>100ml、小肠内潴留量>200ml,应予注意减量或停用。便秘者可增加膳食纤维的补充。

3)恶心与呕吐:常常是肠内营养液应用不当所致,特别是采用间歇性一次性投给喂养方式。此外,胃肠排空障碍导致的胃、肠内液体潴留,也可导致呕吐。

4)倾倒综合征:放置空肠营养管的危重患者,可出现倾倒综合征,多因高渗溶液快速进入小肠所致。减慢输注速度,适当稀释营养液以降低渗透压,多可使症状缓解。

(3)机械性并发症

1)肠内营养管堵塞:应用营养液均要输注前检查营养液的性状,每次营养液输注完及注射药物后均应用>30ml盐水或温开水冲洗导管以确保无堵塞。

2)鼻咽食管和胃黏膜损伤及炎症:留置时间长、管径粗、质地硬的导管,可造成鼻腔、咽部、食管黏膜受刺激及黏膜受损,并由此导致炎症。鼻黏膜炎症肿胀,可影响鼻窦分泌物引流而发生鼻窦炎,甚至进一步引发颅内感染。对于无症状发热的患者,应注意鼻窦区域的物理检查,必要时可行头颅 CT 检查。

留置鼻导管者注意鼻咽部分泌物清除,保持鼻窦开口通畅。长期留置营养管的患者可考虑行空肠造瘘。

3)与 PEG/PEGJ 相关并发症较严重的有腹壁下脓肿和筋膜坏死,其他有穿刺造口局部感染、胃液漏出或出血以及气性腹膜炎等。随着内镜技术的成熟与 PEG 材料及器械的不断改进,相关并发症已逐渐减少。

(4)代谢性并发症:随着临床营养支持的发展与对胃肠道重要地位的认识,危重患者营养支持的选择中越来越多的注重肠内营养的特殊作用与应用。但由于应激对胃肠结构与功能的影响,使患者对肠道喂养的耐受性与相关并发症的发生率均不同于一般患者,不恰当地使用加重肠功能紊乱,增加并发症。因此,肠内营养在应用时应注意以下几点:

1)符合肠内营养的基本条件:具有有功能的、可安全使用的肠道。

2)肠道喂养前确定营养管位置正确:营养管应达幽门以下,最好达屈氏韧带以下。

3)营养液输注速度与浓度:要素饮食的渗透压较高,需要适应过程。应掌握由低浓度、低速度开始逐渐增加。如出现不良反应,应减量甚至停药。某些肠功能状态较差或脆弱的患者,开始浓度可更低,甚至从温水/盐水开始。

4)营养膳食的选择:选择肠内营养素时应考虑病种、胃肠道消化和吸收主要营养素的能力、全部营养素的需要量、水电解质情况等。

①肠功能状态较好的,可选择整蛋白或肽类(或多聚物配方)肠内营养膳食。否则可选择短肽或结晶氨基酸为氮源的要素饮食;商品营养制剂其中有:如能全力、能全素、百普素、纽纤素、纽纯素、瑞素、瑞高、复方营养要素等。医院营养科配制的匀浆膳、混合奶:天然食物加食品营养制剂、天然食物加单一营养素。

②应激较重的危重患者,能量消耗增加,可适当增加配方中脂肪比例,添加支链氨基酸、谷氨酰胺等特需营养成分。

③重症胰腺炎及肠道炎症疾病者,可选择短肽或氨基酸为氮源的要素饮食以减少对胰腺分泌的刺激和肠道消化负担。

④小儿及肝、肾功能障碍者选择特殊配方的要素饮食。

5)胃排空状态评定:胃残留量被广泛用于评价胃的排空状况,但对于残留量多少来判断排空状态的标准尚不一致。多数学者认为胃残留量>100ml或小肠残留量>200ml时,应密切观察胃肠运动状态与排空功能。治疗可应予减量,加用促进胃排空药物,如仍不改善则应停输。空肠喂养同时留置胃引流管者,每日胃液引流应<400ml为宜。否则,应注意胃肠运动状态、引流液性状与 pH。

6)加强相关并发症的监测:鉴于危重患者胃肠功能减退及易出现不耐受情况,肠内营养期间应加强护理与反复定时的监测胃液 pH、残留量、肠鸣音、腹胀情况、排便次数等。

8.危重患者肠内营养的监测与护理

(1)常规进行口腔护理。

(2)观察使用 EN 后患者的胃肠道反应,有无腹胀,反流等不适。如果腹胀应减慢速度,为防止反流,给予推入方法时床头应抬高 45 度,并持续餐后 1 小时。

(3)注意营养液的温度、速度、浓度,给入时每小时从 40ml 开始,3 小时后60ml;以后逐渐调整;一般可维持 100～120ml。控制输注速度,可用输液泵控制速度。

(4)监测患者的水、电解质变化、出入量、尿糖、血糖、肝功能变化,糖尿病或高血糖给予胰岛素。

(5)营养管及输注的管理

1)妥善固定管道,防止导管移位、脱出。

2)胃造口及空肠造口处的敷料应每隔 2～3 日更换 1 次。

3)为预防管道堵塞,定期冲洗管道:每次喂养后用无菌水(或温开水)冲洗管道,连续滴注时每更换液体时可滴入无菌水(或温开水)30～50ml、分次推入时应在每次推入前抽吸胃内容物大于 150ml 应暂停喂养、经营养管给药需在给药前后用温开水至少 30ml 冲洗营养管、每日输注完毕,应用冲洗管道。

4)鼻饲瓶(袋)和接营养管的输注导管每 24 小时应更换。

5)胃内输注时,患者应取头高 30°～45°卧位,以减少误吸发生率。

(6)观察大小便并进行记录,对于有腹泻患者应分析情况,排除菌群失调或肠黏膜低蛋白水肿时,在给予药物治疗同时,可采用纤维型肠内营养制剂。

(7)对神志清醒的患者必须进行心理状况的了解,消除手术对其造成的心理紧张,讲解肠内营养的必要性和有效性,安全性,询问食物过敏史和口味,让其认识到肠内营养对其康复的重要作用,得到配合,必要时介绍成功的病例,增强患者的信心,长期肠内营养者,同时讲解使用方法,以便让患者参与实施管理。及时处理管饲过程中出现的问题,提高患者的安全感。

9.营养治疗室的条件和制度　由于 EN 营养有液体和粉状制剂之分,同时患者使用的浓度不一,因此需要专门的肠内营养治疗完成配置工作。

(1)治疗室的面积和设备要求:治疗室面积应在 30～60m² 左右,分准备间和制作间,室内地面应水磨石或瓷砖,墙壁应瓷砖到顶,设施有上下水道、空调、照明和紫外线消毒设备、操作台。仪器包括电冰箱、微波炉、食物粉碎机、胶体磨、消毒柜、烘干机、药品储存柜、食品储存柜、秤、天平、电磁炉、蒸锅、玻璃量筒、漏斗、搅拌器、剪刀、无菌纱布等,器械应采用不锈钢材质的。有条件的要备干燥箱。

(2)治疗室规章制度

1)室内应保持清洁干净。

2)操作人员进入治疗室应 2 次更衣。

3)严格按食品卫生要求,生熟食品必须分开存放要有明确的标示。

4)营养制剂要单独存放。

5)机械使用前须清洗;器皿每周消毒一次,3% 的 TD 浸泡 30 分钟,再用净水冲洗。

6)每日操作后作好室内卫生,地面用 3% 来苏擦拭,紫外线照射 45 分钟。

7)室内严禁存放与本室无关的物品。

8)电冰箱定期除霜。

(3)配制营养液的操作步骤

1)操作者先将配制肠内营养制剂的台面用净水擦拭一遍,再用消毒液擦拭。

2)配制前操作人员应用肥皂洗手,用纱布擦干,戴口罩和帽子。

3)配制酒精擦拭营养制剂外包装,检查药品出厂日期和有效期。

4)仔细核对营养制剂品名。

5)用热水冲洗水龙头、器具和容器。

6)将一天所需要的营养制剂到入无菌的不锈钢容器内,先用300ml左右的少许温开水(30～40℃)将营养制剂搅拌成糊状,再用量筒量好需要的水量到入营养制剂中搅均匀成混悬液,然后用无菌纱布过滤,放入无菌容器内,有条件的留10ml营养溶液进行定氮。

7)在配制好的营养液容器上贴好患者的姓名,床号,配制日期。

8)配好的营养液存放在冰箱内,在24h用完。

9)清洁室内卫生、登记配制内容和患者姓名等情况。

(4)匀浆膳的制备:根据病情的营养治疗原则,采用不同种类的匀浆,按营养医嘱执行。操作前的准备工作同营养制剂的标准。

1)粮谷类食物首先制熟,肉蛋类食品应按烹调原则制备。

2)蔬菜根据病情挑选菜的品种,选好可食部,洗净,制熟,可直接食用的蔬菜应先消毒,再用清水冲洗,切碎备用。

3)奶类豆类制品应制熟。

4)其他配料按需要称重备用。

5)按营养处方要求将各种食物混合投入粉碎机或胶体磨中(胶体磨先开机后投料,粉碎机先投料后启动机器。)

6)制备后的匀浆按个体要求存放在250～500ml专用的玻璃瓶内。

7)制备后的匀浆用蒸汽消毒,再贴好标识。

8)清理好所用的所有器皿和机械,以备再用。

四、危重患者肠外营养的护理

肠外营养是指营养底物从肠外,如静脉、肌肉、皮下、腹腔内等途径供给。其中以静脉为主要途径。肠外营养亦可狭义地称为静脉营养。

1.营养途径选择

(1)经中心静脉肠外营养:适用于静脉置管时间长、营养液浓度较高者。对于代谢率明显增高的危重患者,能量、营养素以及液体量需求均较高,常选择中心静脉途径,同时可监测中心静脉压。

置管部位以上腔静脉系统为首选,因下腔静脉导管多经股静脉插入,易污染,同时肾静脉平面以下的腔静脉血流量较上腔静脉小,血栓形成、栓塞及损伤的危险性增加,故一般较少采用下腔静脉途径行肠外营养支持。

(2)经外周静脉肠外营养:对于代谢率中等度增加的患者,能量与氮量的需求不高,全营养混合液(TNA)的渗透压和总容量不是很大,逐渐由肠外营养十肠内营养向全肠内营养过渡,均可首选经外周静脉的肠外营养。

外周静脉穿刺操作简单,无中心静脉穿刺相关并发症。但由于营养液葡萄糖浓度与渗透压较高,pH 低时,常常引起局部疼痛与不适,甚至静脉炎。营养液量较大时,患者多不耐受。外周静脉可耐受的渗透压最高为 860mOsm/L,脂肪乳剂的渗透压与血浆相似,所以对外周血管无刺激性,而氨基酸液的渗透压多较高,复方微量元素注射液的渗透压为 1600mOsm/L。因此,应以 TNA 液的形式输注。外周静脉输注葡萄糖液的浓度应低于 12%～15%。

外周静脉营养支持时应考虑以下问题:①采取 TNA 的形式输注;②每日更换输注静脉;③总疗程不宜太长,一般少于 10～14d;④患者总热量、氮量及液体的需要量不宜太高。

经外周静脉至中心静脉置管是近年来开展的一项穿刺置管技术,操作安全、简便,避免了中心静脉插管的并发症,也降低了导管相关性感染的发生率;并解决了经外周静脉输注营养液时对浓度与剂量的限制,导管保留时间延长。但液体的输注速度受到一定影响,在液体负荷较大及无输液泵控制的情况下较为突出。

2.营养素的成分及需要量　常规的营养素成分包括碳水化合物、脂肪(包括必需脂肪酸)、氨基酸、电解质、维生素、微量元素和液体。

(1)碳水化合物:碳水化合物是当前非蛋白质热量的主要部分,临床常用的是葡萄糖,其他还有果糖、木糖和山梨糖醇等。

葡萄糖每日最低需要量为 100～150g/kg,以保证依赖葡萄糖氧化供能的细胞所需。在应激状况下,尽管胰岛素分泌增加,胰岛素的反应伴随血糖的升高而增强,但对葡萄糖的处理能力却受到抑制,葡萄糖的氧化代谢发生障碍,糖的利用受限制。补充过多将加重其代谢紊乱,并增加 CO_2 的产生,增加呼吸作功及肝代谢负担等。应激患者葡萄糖的供给一般低于 4mg/(kg·min),输注速度应限制在

20～2.5mg/(kg·min)。血糖升高者增加外源性胰岛素的补充。

果糖、山梨糖醇、乙醇等亦可作为能量来源,适用于不能耐受葡萄糖的应激患者。但果糖代谢后使血液中的乳酸浓度升高,甚至发生乳酸酸中毒;山梨糖醇在肝转化为果糖。木糖醇代谢亦不依赖胰岛素,但利用率不如葡萄糖,尿中排泄多。木糖醇、山梨糖醇、果糖输入量过大将发生高尿酸血症。在肝肾功能障碍及酸中毒时不宜使用。

(2)脂肪:脂肪乳剂是可供给较高的热量,并提供必需脂肪酸,代谢不依赖胰岛素。溶液 pH 值在 6.5 左右,可经外周静脉输入。脂肪乳剂本身并不产生渗透压,渗透压系由等张剂甘油产生。

以脂肪乳剂替代一部分葡萄糖提供非蛋白质热量,有利于减轻葡萄糖代谢障碍,保证热量供给及补充必需脂肪酸。其补充量可占非蛋白质热量的 30%～50%,脂肪乳剂与葡萄糖同时应用提供非蛋白质热量,有较好的节氮效应。脂肪提供量一般可在 1～3g/(kg·d)。

目前临床常用的脂肪乳剂根据其碳链短分为含长链甘油三酯的脂肪乳剂和含中链甘油三酯的脂肪乳剂。MCT 在严重创伤、感染的危重患者及肝功能障碍、黄疸患者的营养支持中较 LCT 具有优势。目前使用的多是 MCT 与 LCT 各占 50%物理混合乳剂。

结构甘油三酯是近年来研制的一种新型脂肪乳剂,被认为比物理混合 MCT/LCT 具有更小的毒性,并能改善脂肪的氧化与氮的利用,以及不影响网状内皮系统功能。

(3)氨基酸:现静脉输注的氨基酸液,含有各种必需氨基酸(EAA)及非必需氨基酸(NEAA)。EAA 与 NEAA 的比例为 1∶1～1∶3。提供热量为 4kcal/g。在危重患者的营养支持中,需要降低非蛋白质热量与氮量之比(NPC∶N),NPC∶N为 100kcal∶1gN,氮的补充量可达到 0.25～0.35g/(kg·d)。但应激状态下肝代谢功能下降,氨基酸代谢亦受影响,提高氮补充,常不能获得理想的代谢效应,并可加重肝代谢负担。应视病情选择不同的氨基酸液。一般营养支持治疗常选用平衡氨基酸液,不但含有各种必需氨基酸,也含有各种非必需氨基酸,且各种氨基酸间的比例适当。蛋白质代谢的效率与每种氨基酸含量有关。当氨基酸不平衡时,合成的蛋白不仅含量少,而且其组成也不合适。对于危重患者来说,绝大多数复方氨基酸制剂中缺乏其所需要的谷氨酰胺、酪氨酸、胱氨酸和牛磺酸。在危重患者的营养支持中,应根据需要,添加不同的氨基酸,达到营养、药理的双重作用。

1)支链氨基酸:当患者处于应激状态或肝功能障碍时,血浆氨基酸谱发生改变,芳香族氨基酸在肝代谢下降,而且血浆浓度升高,支链氨基酸在骨骼肌等肝外组织氧化代谢,出现血浆支链氨基酸/芳香氨基酸比例失调,此时如不适当地补充复方氨基酸液可加重失衡,甚至导致血氨升高与脑病发生。增加支链氨基酸比例,既增加可利用的氨基酸,又能调整血浆支链氨基酸与芳香族氨基酸的比例,预防肝性脑病。

2)精氨酸:精氨酸不足可产生高氨血症。精氨酸是应激状态下体内不可缺少的氨基酸,影响应激后的蛋白质代谢。药理剂量下的精氨酸能上调机体免疫功能,使机体对感染抵抗能力提高。此外,精氨酸还具有促进蛋白及胶原合成的作用。因此,危重患者营养支持应补充精氨酸。静脉补充量可占氮量的 $2\%\sim30\%$,静脉补充量一般 $10\sim20g/d$。

3)谷氨酰胺:对蛋白质合成及机体免疫功能起调节与促进作用,是肠黏膜细胞、淋巴细胞、肾小管细胞等快速生长细胞的能量底物。在创伤、感染等应激状态下,需要量明显增加,被称为组织特殊营养素。但是谷氨酰胺在溶液中不稳定,现有的复方氨基酸液中不含谷氨酰胺。为增加谷氨酰胺的输入量,可用甘氨酰-谷氨酰胺或丙氨酰-谷胺酰胺等二肽,或谷胺酰胺前体物质鸟氨酸-α-酮戊二酸,输入体内后再分解出谷氨酰胺。谷氨酰胺的补充量宜达到氨基酸供氮的 25%。

4)牛磺酸:牛磺酸是分解代谢应激和尿毒症时不可缺少的营养素,牛磺酸结合物可增强牛磺酸的细胞内转移。

(4)电解质

1)钾:肠外营养支持期间,钾的需要量一般在 $40\sim60mmol/d$。危重患者内环境多不稳定,体液出入变化较大,尤在应用胰岛素及给予利尿等治疗时,钾的补充应根据血钾浓度的监测酌情考虑,防止低钾或高钾。

2)磷:危重患者磷的需要量常常是增加的,且营养支持中的某些因素亦可加重低磷血症。低磷血症可导致红细胞、白细胞功能不良,代谢性酸中毒,骨软化,心肌收缩无力及呼吸肌收缩无力等。因此,在危重患者的营养支持时,注意磷的补充与监测。磷制剂有两种剂型,即无机磷注射液与有机磷制剂。前者可与全营养混合液(TNA)中的钙结合产生磷酸钙沉淀物,从而影响磷与钙的吸收。有机磷制剂避免了上述欠缺,输注后不形成钙磷沉淀。磷的需要量与疾病状态有关,严重分解代谢的患者需要量增加,可达 $0.5mmol/(kg \cdot d)$。脂肪乳剂中的磷脂亦可以提供部分磷。

3)钠和氯:在出入量变化大,第三间隙积液及肾衰竭、颅脑损伤等患者更应注意监测。

4)镁:危重病患者常存在严重低镁血症,诱发恶性心律失常,但易被临床医师忽视。每日需输入镁 7.5~10mmol,在额外丢失增加的患者(利尿、肠瘘等)应适当增加补充。

5)钙:一般情况下,每日应输入钙 2~5mmol。

总之,危重患者电解质的补充量除按每日的需要量外,还应考虑额外丧失,以及心、肾功能和疾病状态。

(5)维生素与微量元素:维生素与微量元素在体内的含量低、需要量少,称为微量营养素,但同样具有重要生理作用。

目前已有分别供成人和小儿应用的、含有多种维生素的静脉注射剂(脂溶、水溶),一般情况下可以满足机体的日需要。但严重创伤后应适当增加维生素 C、B_1 及 B_2 的用量。维生素 C 参与蛋白和组织细胞间质的合成有利于减轻组织损伤及促进修复。维生素 B_1 的需要量与摄入能量成比例的增加,维生素 B_2 的排出量与氮排出量成正相关。近年来,维生素 C、E,β-胡萝卜素(维生素 A)的抗氧化特性日益受到重视,实验研究显示有助于氧自由基的清除及防治组织细胞的过氧化损伤等。

微量元素在体内的含量较少(<0.01%的体重)。一般情况下只需要若干微克即可维持体内的平衡,但应注意手术患者是否已伴有微量元素的代谢紊乱。微量元素的日需量有多种推荐量,应注意的是,非生理状态下的全肠外营养对于微量元素的补充有特殊要求,因为消化道对不同微量元素的吸收率差异很大。肠外营养如同消化道短路,使消化道对一些依赖其吸收或排泄的微量元素的生理调节作用丧失,而完全受静脉补充的控制,补充不当可使其在循环中的浓度过高甚至达到药理剂量产生毒副作用。必要时可根据其浓度测定结果进行调整。

3.静脉营养液的输注方法

(1)持续输注法:将 1 天内预定输入的液体量均匀地在 24h 内输入。由于氮和能量同时输入,输入的速度在一定的范围内变动时,不致出现低血糖或高血糖。可应用输液泵,使液体均匀输入。

(2)循环输注法:持续输入高糖全静脉营养液,使部分输入的能量未能进入代谢机制内,而以脂肪或糖原的形式贮存在体内。这一现象在肝特别明显,可导致脂肪肝或肝大。即使在输入的氮量超过排出的氮量呈正氮平衡时也是如此。24h 的输注过程中,可停输葡萄糖 8~12h,其间仅输入 3%氨基酸或 3%氨基酸加脂肪乳剂,以产生与胃肠道进食相似的吸收后期,将以脂肪形式储存的过多热量加以利用,使其更接近生理要求。

4.肠外营养的并发症

(1)导管相关并发症

1)气胸、血胸和大血管损伤:锁骨下静脉穿刺的并发症发生率较高。

2)空气栓塞:导管质量的提高与营养袋应用,已使这一并发症的发生率大大减少。一旦发生空气栓塞,应立即将患者左侧卧位头低脚高,必要时右心室穿刺抽气。

3)导管栓塞与静脉栓塞:如发生导管栓塞应予拔管,亦可试用尿液酶溶解,但切不可采取加压注水的方法,以免血栓脱落而造成肺栓塞。

营养液多为高渗,长时间输注发生静脉炎及血栓形成。此外导管材料亦有影响,如聚乙烯导管发生静脉栓塞较其他材料多。临床表现为该静脉侧支增粗,其回流范围内可见皮下出血或淤斑。

4)导管相关性感染。

(2)代谢并发症

1)糖代谢紊乱:主要表现为高血糖伴渗透性利尿。肠外营养支持,特别是初期,往往会使血糖升高更加严重。常见的原因包括:

①营养液输注速度过快或输注量过高。

②原发疾病影响胰岛素分泌及糖代谢。

③药物对血糖的影响。

防治措施:

①减少葡萄糖的输注量,适当提高脂肪乳剂在非蛋白质热量中的比例,以脂肪提供40%~50%的非蛋白质热量。

②逐步增加葡萄糖的输注量,使内源性胰岛素的分泌量逐渐增加以适应高浓度的葡萄糖的输注。

③补充外源性胰岛素,以调整血糖于满意范围。最好应用微量输液泵单独补充,以便随时调整用量及保证药物作用效果。

④营养液持续、匀速输注,避免血糖波动。

⑤输注过程中密切监测血糖浓度,同时亦应注意血钾及尿量改变。

长时间肠外营养支持,使内源性胰岛素持续分泌,如突然停止可出现低血糖,应逐渐降低用量及输液速度。

2)脂代谢异常:在严重应激的患者,可能会很快出现必需脂肪酸的缺乏,其原因:

①必需脂肪酸及维生素 E 补充不足。

②持续的葡萄糖输注,使血胰岛素水平升高或外源性补充大量胰岛素,从而使体内储存脂肪的动员受到抑制。

防治措施:每日输入 20％ Intralipid 250ml 可补充必需脂肪酸 30g,补充维生素 E 与 B,可增加亚麻酸的生理功能。

应用外源性脂肪时,应注意降低脂肪的补充量 0.5～1g/(kg·d),并从 1/3 或半量开始,在血脂以及呼吸商的严密监测下,酌情调整用量,并减缓输注速度。

3)蛋白质和氨基酸代谢紊乱

①血清氨基酸不平衡:不适当的补充复方氨基酸液,将加重氨基酸失衡,甚至导致血氨升高与脑病发生。

②高氨血症:精氨酸以及天冬氨酸、谷氨酸不足可产生高氨血症。在肝硬化、肝移植等危重患者更应注意。

③血尿素氮升高:蛋白质、氨基酸补充过多还可导致肾前性氮质血症,血尿素氮升高。

4)电解质失衡

①低血钾与高血钾:治疗过程中注意监测。

②低镁血症:尿量增加及腹泻,使镁的排出增加;镁的补充不足;某些基础疾病易合并低镁血症。

防治措施:静脉补充,一般补充 0.04mmol/(kg·d),在额外丢失患者增加补充量并及时测定镁浓度。

⑨低磷低钙:外科危重患者经常发生磷缺乏,应注意监测血磷浓度,及时补充。长时间卧床患者骨钙吸收增加,可导致低血钙,应注意监测与补充。

5)微量元素改变:消化道对不同微量元素的吸收率差异很大,肠外途径的不适当补充,均可使其循环浓度升高。相反,供给不足则使其血浓度降低。

6)维生素变化:与口服维生素剂量相比,静脉补充量常常是增加的,特别是水溶性维生素。但某些情况下,TNA 中维生素在输入到患者体内之前已明显降解,严重时可降解一半以上。因此,必要时监测维生素血浓度予以调整。

(3)胆汁淤积:胆汁淤积和肝功能损害是长时间肠外营养的常见并发症。多发生在全肠外营养支持期间。临床表现为肝酶与胆红素升高,重者出现右上腹痛、发热、黄疸、胆囊肿大等症状。一般发生在较长时间肠外营养支持,特别是腹腔感染患者。

肝功能异常与胆汁淤积的防治:①降低非蛋白质热量,特别是葡萄糖的热量,并以脂肪替代部分葡萄糖,将有助于防治肝功能异常与淤胆;②及早地应用胃肠道将有助于肝功能恢复及黄疸减轻;③八肽缩胆囊素(CCR-OP)有一定效果;④感染的有效控制对于防治淤胆亦很重要。近年来有报道应用谷氨酰胺及牛磺酸亦可使淤胆减轻。

(4)感染:严重创伤、感染、休克等应激情况下,肠道的缺血与再灌注损伤,不仅影响胃肠道本身结构与功能,造成肠黏膜受损与细菌/毒素移位,并可进一步引发肠源性感染(全身性感染)及远隔器官的功能损害。

第七章　现代临床常见急危重症疾病护理

第一节　休克

休克是一个由多种病因引起的以循环障碍为主要特征的急性循环衰竭。在休克时,由于组织的灌注不良,而引起组织血、氧及营养物质供应不充足,并产生代谢方面的异常。细胞代谢异常将导致细胞的功能异常、炎性递质释放和细胞损伤。如果组织的灌注能得以迅速恢复,细胞的损伤将可得到控制;如果细胞的损伤和代谢功能方面的异常严重或广泛,则休克就不可逆转。因此,对于休克的现代解释为持续的、血液灌注不足的多器官功能障碍综合征(MODS)的亚临床病变。休克典型的临床表现是意识障碍、皮肤苍白、湿冷、血压下降、脉压减小、脉搏细速、发绀及尿少等。

一、病因

1.血容量不足　由于大量出血(内出血或外出血)、失水(呕吐、腹泻、大量排尿等)、失血浆(烧伤、腹膜炎、创伤、炎症)等原因,血容量突然减少。

2.创伤　多因撕裂伤、挤压伤、爆炸伤、冲击波伤引起内脏、肌肉和中枢神经系统损伤。此外骨折和手术亦可引起创伤性休克,属神经源性休克。

3.感染　细菌、真菌、病毒、立克次体、衣原体、原虫等感染,亦称中毒性休克。

4.过敏　某些药物或生物制品使机体发生过敏反应,尤其是青霉素过敏,常引起血压下降、喉头水肿、支气管痉挛、呼吸极度困难甚至死亡。

5.心源性因素　常继发于急性心肌梗死、心脏压塞、心瓣膜口堵塞、心肌炎、心肌病变和严重心律失常等。

6.神经源性因素　剧痛、麻醉意外、脑脊髓损伤等刺激,致使反射性周围血管扩张,有效血容量相对减少。

二、分类

休克分类方法很多,目前尚无一致的意见。传统的休克分类法主要按病因及病理生理学分类。

(一)按病因分类

1.失血性休克(低血容量性休克)。

2.感染性休克。

3.心源性休克。

4.过敏性休克。

5.神经源性休克。

6.内分泌性休克(黏液性水肿、嗜铬细胞瘤和肾上腺皮质功能不全等)。

7.伴血流阻塞的休克(肺栓塞、夹层动脉瘤)。

(二)按病理生理学分类

根据血流动力学机制、血容量分布的改变,Weil 提出了一种新的休克早期分类的方法(表 7-1)。

表 7-1　休克分类

休克类型	特征
Ⅰ.低血容量性	
A.外源性	出血引起的全血丢失,烧伤、炎症引起的血浆丧失,腹泻、脱水引起的电解质丧失
B.内源性	炎症、创伤、过敏、嗜铬细胞瘤、蜇刺毒素作用引出的血浆外渗心肌梗死、急性二尖瓣关闭不全、室间隔破裂、心力衰竭、心律失常
Ⅱ.心源性	
Ⅲ.阻塞性(按解剖部位)	
A.腔静脉	压迫
B.心包	填塞
C.心腔	环状瓣膜血栓形成、心房黏液瘤
D.肺动脉	栓塞
E.主动脉	夹层动脉瘤

续表

休克类型	特征
Ⅳ.血流分布性(机制不十分清楚)	
1.高或正常阻力(静脉容量增加,心输出量正常或减低)	杆菌性休克(革兰阴性肠道杆菌)、巴比妥类药物中毒、神经节阻滞(容量负荷后)、颈脊髓横断
2.低阻力(血管扩张、体循环动静脉短路伴正常高心输出量)	炎症(革兰阳性菌肺炎)、腹膜炎、反应性充血

　　传统的分类方法过于繁杂,完全可以将这些种类的休克浓缩集中,以便于临床分类与治疗。美国克氏外科学(第15版)中将休克按病原分类的方法,克服了传统分类法的不利面,有明显的优越性。但在实际临床应用时,仍会有一定的限制,因为常有休克患者的病因包括多种致病因素,如创伤休克者可能同时伴有败血症,或同时存在神经方面的因素,判断这种患者的休克分类是比较困难的,故在临床诊断和治疗各种休克时,一定要综合分析判断其病因病原,以便使患者得到最有效的治疗。本书中将参考新的休克分类法进行叙述(表7-2)。

表 7-2　休克的分类

1.低血容量性休克	4.血管源性休克
(1)出血	(1)全身性炎症反应综合征
(2)血浆容量丢失	感染(脓毒血症)
2.心源性休克	非感染
(1)本身因素	(2)过敏
(2)外来因素	(3)肾上腺皮质功能不全
3.神经源性休克	(4)创伤

三、休克的分期

　　不同原因造成的休克过程是十分复杂的,不论什么原因造成的心功能不全及外周组织器官的灌注差,均可产生一系列组织低灌注的临床症状。休克的发生是有一定阶段性的,了解其各个阶段的特点和临床表现对于指导抢救治疗是非常有益的。一般情况下,休克时微循环的变化分为3个阶段。

(一)缺血缺氧期

　　由于组织的低灌注,使氧供明显减少。此期心输出量明显下降,临床表现为血压下降、脉压小、脉搏频速、尿量减少、心烦气躁、皮肤苍白、出冷汗、四肢发凉、四肢末梢出现轻度缺氧性发绀等。参与此期机体代偿的病理生理机制有如下几个方面：

1.交感-肾上腺髓质系统兴奋　由于该系统的激活,使内源性儿茶酚胺类物质的释放增加,以利增加心肌收缩力、增快心率、收缩外周血管使血压回升。

2.肾素-血管紧张素系统的作用　该系统兴奋后肾素的释放增多,在血管紧张素转化酶的作用下,肾素转化为血管紧张素 Ⅱ 和血管紧张素 Ⅲ,在精氨酸加压素(AVP)和肾上腺释放的醛固酮协同作用下,使腹腔脏器和外周大血管的阻力增加,使血压回升。

3.血管活性脂的作用　细胞膜磷脂在磷脂酶 A_2 作用下生成的几种具有广泛生物活性的物质:血小板激活因子(PAF)、花生四烯酸环氧合代谢产物中的血栓素(TXA_2)、脂氧合代谢产物白三烯(LTC4,LTD4,LTE4,LTB4),可使全身的微血管收缩,但同时也有抑制心肌的作用。

4.溶酶体水解酶-心肌抑制因子系统　在该系统的作用下,溶酶体膜不稳定以致肠、肝、胰释放溶酶体酶类。胰腺则产生心肌抑制因子(MDF)并可使腹腔脏器小血管收缩。该系统的激活也可以代偿性地使回心血量增加以达到回升血压的目的。

此阶段系休克的早期代偿阶段,如果病变不十分严重,或其他因素干扰较小及原有的病因解除得好,那么患者的情况经紧急处理与对症对因治疗后可较快好转。例如,患者是因为外伤后所造成的大失血等原因而致休克,在此休克的代偿期给予补充血容量和有效的伤部处理止痛等,患者的休克状态可以很快回复到正常循环功能。但如果是严重感染后的细菌内外毒素所造成的休克,由于病因不可能马上解除,因此有可能休克的治疗效果就不那么明显或迅速。此期的正确判定与治疗是十分重要的,如果不能很好地控制病情,而使之进入淤血缺氧期(即失代偿期),则治疗的难度更大。

(二)淤血缺氧期

此期是指休克进入失代偿期,由于缺氧情况的进一步加重,组织的灌注状态更加不好,由于明显的缺氧代谢,致组织器官产生酸中毒现象,各器官的功能进一步减退,机体的代偿功能也明显转向失代偿,其临床表现为血压下降、脉搏细速、四肢末梢表现为严重的发绀及皮肤花斑、全身湿冷,尿量减少等。参与此期的病理生理机制有如下几个方面:

1.氢离子的作用　由于组织的供氧不足,造成严重的酸性代谢产物增加,同时也由于血供不足而造成酸性代谢产物不能及时排出,血液中缓冲物质减少、肾功能不全和肺功能不全等,氢离子大量蓄积,致使体内的各种酶类的功能下降、器官功能不全,此时机体的心血管系统对于各种药物的敏感性明显下降而疗效不佳,休克的程度逐渐加重。

2.血管活性物质的作用　由于各种致病因子的作用,血压降低和炎性物质的进一步刺激,前列腺素的释放增加,组胺、缓激肽、腺苷、PAF 等逐渐增多,而且代偿期的几个加压系统功能不全,升血压物质,心血管系统对于血管活性物质的反应减弱致使全身的血管扩张、血小板趋于聚集而使微循环状态更差甚至造成微循环衰竭。

3.自由基的作用　由于组织的严重缺氧和酸中毒,使之产生大量的氧自由基和羟自由基,促使脂质过氧化加剧,对于组织细胞造成严重的损伤而加重器官的功能不全或衰竭。

4.其他　由于血管内皮细胞的损伤,使白细胞易于附壁黏着,大量的细胞因造成血管功能的改变,使毛细血管后阻力增加,加重微循环的障碍。

淤血缺氧期是休克的严重病变期,此期内如果不能除去病因和进行有效的对症治疗,将不可避免地使休克进入终末期,即 DIC 期。因此,在此期的救治过程中,要确实地除去病因,纠正缺氧与酸中毒,使病情向好的方面转化,而不使之进入下一期。

(三)微循环凝血期(DIC 期)

微循环凝血期是休克的终末期,由于微血管内广泛血栓形成,使组织已经无法得到充分的血供氧供,也不能排出体内或组织器官的酸性代谢产物,各器官的功能已基本走向衰竭。临床表现为患者严重的烦躁不安,有的患者表现为意识不清或出现昏迷等,血压显著下降甚至测不到、肺出血或消化道出血、皮肤出现出血点或者瘀斑、无尿。患者于此期已处于濒死状态。化验室检查示凝血因子减少、血小板减少、3P 试验阳性等。

四、临床表现

按照休克的发病过程可分为休克代偿期、休克抑制期和休克失代偿期,或称休克早期、休克期和休克晚期。

(一)休克代偿期

当血容量丧失未超过总血容量的 20％时,机体处于代偿阶段,患者的中枢神经系统兴奋性提高,交感神经的活动增强,患者表现为精神紧张、兴奋、烦躁不安,面色苍白、四肢湿冷、脉搏细速、呼吸增快血压正常或稍高,但脉压缩小,肾血管收缩,尿量减少,每小时尿量少于 30ml,在此期间如能及时正确处理,补足血容量,休克可迅速纠正,反之,如处理不当导致病情发展,进入休克抑制期。

(二)休克抑制期

当血容量丧失达到总血容量的 20%~40% 时,患者由兴奋转为抑制,表现为神志淡漠、反应迟钝,口唇和肢端发绀。皮肤出现花斑纹,四肢厥冷,出冷汗,脉搏细速,血压下降,收缩压下降至 10.7kPa(80mmHg)以下病情严重时,全身皮肤黏膜明显发绀,脉搏摸不清,无创血压测不到,体内组织严缺氧,大量乳酸及有机酸增加。出现代谢性酸中毒。若抢救及时仍可好转,若处理不当,病情迅速恶化,出现进行性呼吸困难。脉速或咳出粉红色痰,动脉血氧分压降至 8kPa(60mmHg)以下虽大量给氧也不能改善呼吸困难症状,提示已发生呼吸窘迫综合征,如皮肤、黏膜出现瘀斑或发生消化道出血,则表示病情已发展至弥散性血管内凝血阶段,常继发有心、脑、肾等器官的功能衰竭而死亡。

(三)休克失代偿期

当血容量丧失超过总血容量的 40%,由于组织缺少血液灌注,细胞因严重缺氧而发生变性坏死;加之严重的酸中毒又可使细胞内的溶酶体膜破裂,释出的溶酶体酶(如蛋白水解酶等)和某些休克动因(如脂多糖等)都可使细胞发生严重的乃至不可逆的损害,从而使包括脑、心在内的各重要器官的功能代谢障碍也更加严重,这样就给治疗造成极大的困难,故本期又称休克难治期。

五、治疗

尽管引起休克的原因不同,但都有共同的病理生理变化,即存在有效循环血量不足,微循环障碍和程度不同的体液代谢变化,故治疗的原则是针对引起休克的原因和休克不同发展阶段的生理紊乱,争取相应的治疗。

(一)一般措施

一般措施包括积极处理引起休克的原发伤、病。适当应用镇痛剂。采取头和躯干抬高 20°~30°,下肢抬高 15°~20° 体位,以增加回心血量,减轻呼吸负荷。及早建立静脉通路,并注意保温。病情危重者,可考虑作气管内插管或气管切开。休克患者气管内插管和机械通气的指征见表 7-3。

表 7-3   休克患者气管内插管和机械通气的指征

休克患者气管内插管和机械通气的指征
每分通气量＜9～12L/min 或＞18L/min
潮气量＜4～5ml/kg
肺活量＜10～12ml/kg
$PaCO_2$＞45mmHg,合并代谢性酸中毒;或 $PaCO_2$＞50～55mmHg,碳酸氢盐正常
吸入氧浓度为 40%时,PaO_2＜60mmHg;或吸入氧浓度为 100%时,PaO_2＜200mmHg 呼吸频率＞30～35 次/分
呼吸困难

(二)补充血容量

纠正休克引起的组织低灌注及缺氧的关键,应在连续监测动脉血压、尿量和 CVP 的基础上,结合患者皮肤温、末梢循环、脉搏幅度及毛细血管充盈时间等微循环情况,观察补充血容量的效果。通常首先采用晶体液,但由于其维持扩容作用的时间仅 1 小时左右,故还应准备全血、血浆、压缩红细胞、清蛋白或血浆增量剂等胶体液输注。也有用 3%～7.5%高渗溶液进行休克复苏治疗。通过高渗液的渗透压作用,吸出组织间隙和肿胀细胞内的水分,从而起到扩容的效果;高钠还可增加碱储备及纠正酸中毒。

(三)积极处理原发病

外科疾病引起的休克,如内脏大出血的控制、坏死肠袢切除、消化道穿孔修补和脓液引流等,多存在需手术处理的原发病变。应在尽快恢复有效循环血量后,及时施行手术处理原发病变,才能有效地治疗休克。紧急情况下,应在积极抗休克的同时施行手术,以保障抢救时机。

(四)纠正酸碱平衡失调

由于休克患者组织灌注不足和细胞缺氧,常伴有不同程度的酸中毒,而酸性内环境均抑制心肌、血管平滑肌和肾功能。在休克早期,又可能因过度通气,引起低碳酸血症、呼吸性碱中毒。根据血红蛋白氧解离曲线的规律,碱中毒使血红蛋白氧解离曲线左移,氧不易从血红蛋白中释出,可使组织缺氧加重。故不主张早期使用碱性药物。而酸性环境有利于氧与血红蛋白解离,从而增加组织供氧。机体在获得充足血容量和微循环改善后,轻度酸中毒得到缓解而不需再用碱性药。但重度休克合并酸中毒经扩容治疗不满意时,仍需使用碱性药物。用药前需保证呼吸功能正常,以免引起 CO_2 潴留和继发呼吸性酸中毒。给药后应按血气分析的结果调整剂量。

(五)血管活性药物的应用

严重休克时,单靠扩容治疗不易迅速改善循环和升高血压。若血容量已基本补足,但循环状态仍未好转表现为发绀、皮肤湿冷时,则应选用下列血管活性药物:

1.血管收缩剂　包括去甲肾上腺素、间羟胺和多巴胺等。

去甲肾上腺素是以兴奋 α 受体为主、轻度兴奋 β 受体的血管收缩剂,能兴奋心肌,收缩血管,升高血压及增加冠状动脉血流量,作用时间短。常用量为 0.5～2mg,加入 5% 葡萄糖溶液 100ml 静脉滴注。

间羟胺(阿拉明)间接兴奋 α、β 受体,对心脏和血管的作用同去甲肾上腺素,但作用弱,维持时间约 30 分钟。常用量 2～10mg 肌内注射或 2～5mg 静脉注射;也可 10～20mg 加入 5% 葡萄糖溶液 100ml 静脉滴注。

多巴胺是最常用的血管收缩剂,具有兴奋 α、$β_1$ 和多巴胺受体作用,其药理作用与剂量有关。当剂量每分钟<10μg/kg 时,主要作用 $β_1$ 受体,可增强心肌收缩力和增加 CO,并扩张肾和胃肠道等内脏器官血管;剂量每分钟>15μg/kg 时则为 α 受体作用,增加外周血管阻力;抗休克时主要用其强心和扩张内脏血管的作用,宜采取小剂量。为提升血压,可将小剂量多巴胺与其他缩血管药物合用,从而不增加多巴胺的剂量。

多巴酚丁胺对心肌的正性肌力作用较多巴胺强,能增加 CO,降低 PCWP,改善心泵功能。常用量为每分钟 2.5～10μg。小剂量有轻度缩血管作用。

异丙肾上腺素是能增强心肌收缩和提高心率的 β 受体兴奋剂,剂量 0.1～0.2mg 溶于 100ml 输液中。但对心肌有强大收缩作用和容易发生心律失常,不能用于心源性休克。

2.血管扩张剂　分 α 受体阻滞剂和抗胆碱能药两类。α 受体阻滞剂包括酚妥拉明、酚苄明等,能解除去甲肾上腺素所引起的小血管收缩和微循环淤滞并增强左室收缩力。

抗胆碱能药物包括阿托品、山莨菪碱和东莨菪碱。临床上较多用于休克治疗的是山莨菪碱(人工合成品为 654-2),可对抗乙酰胆碱所致平滑肌痉挛使血管舒张,起到改善微循环的作用。用法是每次 10mg,每 15 分钟一次,静脉注射,或者每小时 40～80mg 持续泵入,直到临床症状改善。

硝普钠也是一种血管扩张剂,作用于血管平滑肌,能同时扩张小动脉和小静脉,但对心脏无直接作用。剂量为 100ml 液体中加入 5～10mg 静脉滴注。滴速应控制在每分钟 20～100μg,以防其中的高铁离子转变为亚铁离子。用药超过 3 天者应每日检测血硫氰酸盐浓度,血硫氰酸盐浓度超过 12.8% 时即应停药。

3.强心药   包括兴奋 α 和 β 肾上腺素能受体兼有强心功能的药物,如多巴胺和多巴酚丁胺等,其他还有可增强心肌收缩力,减慢心率作用的强心苷,如毛花苷丙。当在中心静脉压监测下,输液量已充分,当动脉压仍低而其中心静脉压显示已达 $15cmH_2O$ 以上时,可经静脉注射毛花苷丙行快速洋地黄化(每天 0.8mg),首次剂量 0.4mg 缓慢静脉注射,有效时可再给维持量。

休克时应结合当时的主要病情选择血管活性药物,如休克早期主要病情与毛细血管前微血管痉挛有关;后期则与微静脉和小静脉痉挛有关。固应采用血管扩张剂配合扩容治疗。在扩容尚未完成时,如有必要,可适量使用血管收缩剂,应抓紧时间扩容,所用血管收缩剂的剂量不宜太大,时间不能太长。

为了兼顾各重要脏器的灌注水平,常将血管收缩剂与扩张剂联合应用。例如:去甲肾上腺素每分钟 $0.1\sim0.5\mu g/kg$ 和硝普钠每分钟 $1.0\sim10\mu g/kg$ 联合静脉滴注,可增加心脏指数 30%,减少外周阻力 45%,使血压提高到 10.7kPa(80mmHg) 以上,尿量维持在每天 40ml 以上。

(六)皮质类固醇和其他药物的应用

皮质类固醇可用于感染性休克及其他较严重的休克。其作用主要为:

1.阻断 α 受体兴奋作用,使血管扩张,降低外周血管阻力,改善微循环。

2.保护细胞内溶酶体,防止溶酶体破裂。

3.增强心肌收缩力,增加心输出量。

4.增进线粒体功能和防止白细胞凝集。

5.促进糖异生,使乳酸转化为葡萄糖,减轻酸中毒。一般主张应用大剂量,静脉滴注,一次滴完。为了防止多用皮质类固醇后可能产生的副作用,一般只用 1~2 次。

(七)治疗 DIC 改善微循环

对诊断明确的 DIC,可用肝素抗凝,成人首次可用 10000U(1mg 相当于 125U 左右),一般 1.0mg/kg,6 小时一次;有时还使用抗纤溶药如氨甲苯酸、氨基己酸,抗血小板黏附和聚集的阿司匹林、双嘧达莫和小分子右旋糖酐。

(八)营养支持

休克患者行合理的营养支持有助于保护胃肠黏膜完整性、提高免疫功能、促进伤口愈合和减少脓毒血症的发生。严重创伤或感染时,机体呈高分解状态,每天所供热能应在(125~146kJ/kg)。发生呼吸衰竭时,碳水化合物供给过多会加重二氧化碳潴留,可用长链脂肪酸来提供部分热能。增加蛋白质供应以维持正氮平衡。补充各种维生素和微量元素。维生素 C 和维生素 E 是氧自由基清除剂,可适当增加用量。

肠道淋巴组织控制病原菌的局部免疫反应。休克时,缺血、应激和应用抗生素、H_2受体阻断药、抗酸药和糖皮质激素治疗常破坏肠道免疫防御功能,易发生细菌易位。长期肠外营养可导致胃肠黏膜萎缩。肠道营养能刺激 IgA 和黏液分泌,保护胃肠黏膜免遭损伤,防止细菌易位和脂多糖吸收进入血液循环。只要胃肠功能存在,可开始肠道营养。

其他类药物包括:①钙通道阻断剂如维拉帕米、硝苯地平和地尔硫草等,具有防止钙离子内流、保护细胞结构与功能的作用;②吗啡类拮抗剂纳洛酮,可改善组织血液灌流和防止细胞功能异常;③氧自由基清除剂如超氧化物歧化酶(SOD),能减轻缺血再灌注损伤中氧自由基对组织的破坏作用;④调节体内前列腺素(PGS),如输注依前列醇(PGI_2)以改善微循环。

六、病情监测和护理

根据病因,结合临床表现,通过监测,不但可了解患者病情变化和治疗反应,为休克的早期诊治争取有利时机,为调整治疗方案提供客观依据。

(一)病情监测

1.一般监测

(1)精神状态:是脑组织有效血液灌流和全身循环状况的反映。例如患者意识清楚,对外界的刺激能正常反应,说明患者循环血量已基本恢复;相反,若患者表情淡漠、不安、谵妄或嗜睡、昏迷,反映大脑因循环不良而发生障碍。

(2)皮肤温度、色泽:是体现灌流情况的标志。如患者的四肢暖,皮肤干,轻压甲床或口唇时,局部暂时缺血呈苍白,松压后色泽迅速转为正常,可判断末梢循环已恢复、休克好转;反之说明休克情况仍存在。

(3)血压:维持血压稳定在休克治疗中十分重要。但是,血压并不是反映休克程度最敏感的指标。例如心输出量已有明显下降时,血压的下降常滞后约 40 分钟;当心输出量尚未完全恢复时,血压可已趋正常。因此,在判断病情时,还应兼顾其他的参数进行综合分析。在观察血压情况时,还要强调定时测量、比较血压情况。通常认为收缩压<90mmHg、脉压<20mmHg 是休克的表现;血压回升、脉压增大则是休克好转的征象。

(4)脉率:脉率的变化多出现在血压变化之前。脉率已恢复且肢体温暖者,虽血压还较低,但常表示休克趋向好转。常用脉率/收缩压(mmHg)计算休克指数,帮助判定休克的有无及轻重。指数为 0.5 多表示无休克;＞1.0～1.5 有休克;＞2.0 为严重休克。

(5)尿量:是反映肾血液灌注情况的有用指标。早期休克和休克复苏不完全的表现通常是少尿。对疑有休克或已确诊者,应观察每小时尿量,必要时留置导尿管。尿量＜25ml/h、比重增加者表明仍存在肾血管收缩和供血量不足;血压正常但尿量仍少且比重偏低者,提示有急性肾衰竭可能。当尿量维持在 30ml/h 以上时,则休克已得到纠正。此外,创伤危重患者复苏时使用高渗溶液者可能有明显的利尿作用;涉及垂体后叶的颅脑损伤可出现尿崩现象;尿路损伤可导致少尿与无尿。判断病情时应予注意。

2.特殊监测

(1)中心静脉压(CVP):中心静脉压代表右心房或者胸腔段腔静脉内压力的变化,一般比动脉压要早,反映全身血容量及心功能状况。CVP 的正常值为 0.49～0.98kPa($5～12cmH_2O$)。当 CVP＜0.49kPa 时,表示血容量不足;高于 1.47kPa($15cmH_2O$)时,则提示心功能不全、肺循环阻力增高或静脉血管床过度收缩;若 CVP 超过 1.96kPa($20cmH_2O$),则表示存在充血性心力衰竭。临床实践中,通常进行连续测定,动态观察其变化趋势以准确反映右心前负荷的情况(表 7-4)。

表 7-4　休克时中心静脉压与血压变化的关系及处理原则

CVP	血压	原因	处理原则
低	低	血容量相对不足	充分补液
低	正常	心收缩力良好,血容量相对不足	适当补液,注意改善心功能
高	低	心功能不全或血容量相对过多	强心剂、纠正酸中毒、扩张血管
高	正常	容量血管过度收缩,肺循环阻力增高	扩张血管
正常	低	心功能不全或血容量不足	补液试验

(2)肺毛细血管楔压(PCWP):应用 Swan-Ganz 漂浮导管可测得肺动脉(PAP)和肺毛细血管楔压(PCWP),可反映左心房、左心室压和肺静脉。PCWP 的正常值为 0.8～2kPa(6～15mmHg),与左心房内压接近;PAP 的正常值为 1.3～2.9kPa(10～22mmHg)。PCWP 增高常见于肺循环阻力增高例如肺水肿时,PCWP 低于正常值反映血容量不足(较 CVP 敏感)。因此,临床上当发现 PCWP 增高时,即使 CVP 尚属正常,也应限制输液量以免发生或加重肺水肿。此外,还可在作 PCWP 时获得血标本进行混合静脉血气分析,了解肺内通气/灌流比或肺内动静脉分流的变化情况。但必须指出,肺动脉导管技术是一项有创性检查,有发生严重并发症的

可能(发生率约为 3%～5%),故应当严格掌握适应证。

(3)心输出量(CO)和心脏指数(CI):CO 是心率和每搏排出量的乘积,可经 Swan-Ganz 倒灌应用热稀释法测出。成人 CO 的正常值为每分钟 4～6L;单位体表面积上的 CO 便称作心脏指数(CI),正常值为每分钟 2.5～3.5L/m²。此外,还可按下列公式计算出总外周血管阻力(SVR):

$$SVR = \frac{平均动脉压 - 中心静脉压}{心输出量} \times 80$$

SVR 正常值为 100～130kPa。S/L 了解和监测上述各参数对于抢救休克时及时发现和调整异常的血流动力学有重要意义。CO 值通常在休克时均较正常值有所降低;有的感染性休克时却可能高于正常值。因此在临床实践中,测定患者的 CO 值并结合正常值。

(二)休克护理

1.一般护理

(1)将患者安置在单间病房,室温 22～28℃,湿度 70% 左右,保持通风良好,空气新鲜。

(2)设专人护理,护理人员不离开患者身边,保持病室安静,避免过多搬动患者,建立护理记录,详细记录病情变化及用药。

(3)体位:休克患者体位很重要,最有利的体位是头和腿均适当抬高 30°,松解患者紧身的领口、衣服,使患者平卧,立即测量患者的血压、脉搏、呼吸,并在以后每 5～10 分钟重复 1 次,直至平稳。

(4)保温:大多数患者有体温下降、怕冷等表现,需要适当保暖,但不需在体表加温,不用热水袋。因体表加温可使皮肤血管扩张,减少了生命器官的血液供应,破坏了机体调节作用,对抗休克不利。但在感染性休克持续高热时,可采用降温措施,因低温能降低机体对氧的消耗。

(5)吸氧与保持呼吸道通畅:休克患者都有不同程度缺氧症状,应给予氧气吸入。吸入氧浓度 40% 左右,并保持气道通畅。必要时可以建立人工气道。用鼻导管或面罩吸氧时,尤应注意某些影响气道通畅的因素,如舌后坠,有颌面、颅底骨折,咽部血肿,鼻腔出血的患者,吸入异物及呕吐物后的患者;气道灼伤,过敏反应引起的喉头水肿的患者;颈部血肿压迫气管及严重的胸部创伤的患者,为防止出现气道梗阻,应给予必要的急救护理措施。如用舌钳将舌头拉出;清除患者口中异物、分泌物;使患者侧卧头偏向一侧;尽可能建立人工气道,确保呼吸道通畅。

(6)输液:开放两条及以上静脉通路,尽快进行静脉输液。必要时可采用中心静脉置管输液。深静脉适宜快速输液,浅表静脉适宜均匀而缓慢地滴入血管活性药物或其他需要控制滴速的药物。输液前要采集血标本进行有关化验,并根据病情变化随时调整药物。低血容量性休克且无心脏疾患的患者,速度可适当加快,老年人或有心肺疾患者速度不宜过快,避免发生急性肺水肿。抗休克时,输液药物繁多,要注意药物间的配伍禁忌、药物浓度及滴速。此外,抢救过程中常有大量的临时口头医嘱,用药后及时记录,且执行前后应及时查对,避免差错。意识不清、烦躁不安患者输液时,肢体应以夹板固定。输液装置上应写出床号、姓名、药名及剂量等。

(7)记出入液量:密切观察病情变化,准确记录 24 小时出入液量,以供补液计划作参考。放置导尿管,以观察和记录单位时间尿量,扩容的有效指标是每小时尿量维持在 30ml 以上。

2.临床护理

(1)判断休克的前期、加重期、好转期护理人员通过密切观察病情,及早发现与判断休克的症状,与医生密切联系,做到及早给予治疗。

1)休克前期:护理人员要及早判断患者病情,在休克症状未充分表现之前,就给予治疗,往往可以使病情向有利方面转化,避免因治疗不及时而导致病情恶化。患者意识清醒,烦躁不安,恶心、呕吐,略有发绀或面色苍白,肢体湿冷,出冷汗,心搏加快,但脉搏尚有力,收缩压可接近正常,但不稳定,遇到这些情况,应考虑到休克有早期表现,及时采取措施,使患者病情向好的方面发展。

2)休克加重期:表现为烦躁不安,表情淡漠,意识模糊甚至昏迷,皮肤发紫,冷汗,或出现出血点,瞳孔反射迟钝,脉搏细弱,血压下降,脉压变小,尿少或无尿。此时医护人员必须密切合作,采取各种措施,想方设法挽救患者生命。

3)休克好转期:表现为神志逐渐转清、表情安静、皮肤转为红润、出冷汗停止、脉搏有力且变慢,呼吸平稳而规则,脉压增大,血压回升,尿量增多且每小时多于30ml,皮肤及肢体变暖。

(2)迅速除去病因,积极采取相应措施:临床上多种多样的原因可导致休克,积极而又迅速除去病因占重要地位。如立即对开放伤口进行包扎、止血、固定伤肢,抗过敏、抗感染治疗,给予镇静、镇痛药物,使患者能安静接受治疗等。如过敏性休克患者,在医生未到之前,应立即给予皮下或肌内注射 0.1% 肾上腺素 1ml,并且给予氧气吸入及建立输液通道。如外科疾病,内脏出血、肠坏死、急性化脓性胆管炎等及妇产科前置胎盘、宫外孕大出血等。应一方面及时地恢复有效循环血量;另一方面要积极地除去休克的病因,即施行手术才能挽救患者生命。护理人员在抗休克治疗的同时,必须迅速做好术前准备,立即将患者送至手术室进行手术。

(3)输液的合理安排:护理人员在执行医嘱时,要注意输液速度及量与质的合理安排,开始输液时决定量和速度比决定补什么溶液更为重要。在紧急情况下,血源困难抢救休克时,可立即大量迅速输入0.9%氯化钠溶液。输入单纯的晶体液虽然能补充血容量,但由于晶体液很快转移到血管外,不能有效地维持血管内的血容量。应将该晶体液与胶体液交替输入,以便保持血管胶体渗透压来维持血容量。在输入血管收缩剂或血管扩张剂时,如去甲肾上腺素、多巴胺等,因这些药物刺激性强,对注射局部容易产生坏死,而休克患者反应迟钝,故护理患者要特别谨慎,经常观察输液局部变化,发现异常要及时处理和更换部位。

(4)仔细观察病情变化:休克是一个严重的变化多端的动态过程,要取得最好的治疗效果,必须注意加强临床护理中的动态观察。护理人员在精心护理的过程中,从病床边可以随时获得可靠的病情进展的重要指标。关键是对任何细微的变化都不能放过,同时,要作出科学的判断。其观察与判断的内容有:

1)意识表情:患者的意识表情的变化能反映中枢神经系统血液灌流情况。脑组织灌注不足、缺氧,表现为烦躁、神志淡漠、意识模糊或昏迷等。严重休克时细胞反应降低,患者由兴奋转为抑制,表示脑缺氧加重病情恶化。患者经治疗后意识转清楚,反应良好,提示循环改善。早期休克患者有时需要心理护理,耐心劝慰患者,使之配合治疗与护理。另外对谵妄、烦躁、意识障碍者,应给予适当约束加用床档,以防坠床发生意外。

2)末梢循环:患者皮肤色泽、温度、湿度能反映体表的血液灌注情况。正常人轻压指甲或唇部时,局部因暂时缺血而呈苍白色,松压后迅速转为红润。轻压口唇、甲床苍白色区消失时间超过1秒,为微循环灌注不足或有瘀滞现象。休克时患者面色苍白、皮肤湿冷表明病情较重,患者皮色从苍白转为发绀,则提示进入严重休克,由发绀又出现皮下瘀点、瘀斑,注射部位渗血,则提示有DIC的可能,应立即与医生联系。如果患者四肢温暖,皮肤干燥,压口唇或指甲后苍白消失快(<1秒),迅速转为红润,表明血液灌注良好,休克好转。

3)颈静脉和周围静脉:颈静脉和周围静脉充盈常提示高血容量的情况。休克时,由于血容量锐减,静脉瘪陷,当休克得到纠正时,颈静脉和周围静脉充盈,若静脉怒张则提示补液量过多或心功能不全。

4)体温:休克患者体温常低于正常,但感染性休克有高热。护理时应注意保暖,如盖被、低温电热毯或空气调温等,但不宜用热水袋加温,以免烫伤和使皮肤血管扩张,加重休克。高热患者可以采用冰袋、冰帽或低温等渗盐水灌肠等方法进行物理降温,也可配合室内通风或药物降温法。

5)脉搏:休克时脉率增快,常出现于血压下降之前。随着病情恶化,脉率加速,脉搏变细弱甚至摸不到。若脉搏逐渐增强,脉率转为正常,脉压由小变大,提示病情好转。为准确起见,有时需结合心脏听诊和心电图监测。若心率超过每分钟150次或高度房室传导阻滞等可降低心输出量,值得注意。

6)呼吸:注意呼吸次数,有无节律变化,呼吸增速、变浅、不规则,说明病情恶化;反之,呼吸频率、节律及深浅度逐渐恢复正常,提示病情好转。呼吸增至每分钟30次以上或降至每分钟8次以下,表示病情危重。应保持呼吸道通畅,有分泌物及时吸出,鼻导管给氧时用每分钟6～8L的高流量(氧浓度40%～50%),输入氧气应通过湿化器或在患者口罩处盖上湿纱布,以保持呼吸道湿润,防止黏膜干燥。每2～4小时检查鼻导管是否通畅。行气管插管或切开、人工辅助通气的患者,更应注意全面观察机器工作状态和患者反应两方面的变化。每4～6小时测量全套血流动力学指标、呼吸功能及血气分析1次。高流量用氧者停用前应先降低流量,逐渐停用,使呼吸中枢逐渐兴奋,不能骤停吸氧。

7)瞳孔:正常瞳孔两侧等大、圆形。双侧瞳孔不等大应警惕脑疝的发生。如双侧瞳孔散大,对光反射减弱或消失,说明脑组织缺氧,病情危重。

8)血压与脉压:观察血压的动态变化对判断休克有重要作用。脉压越低,说明血管痉挛程度越重。而脉压增大,则说明血管痉挛开始解除,微循环趋向好转。此外,在补充血容量后,血流改善,血压也必然上升。通常认为上肢收缩压低于12kPa(90mmHg)、脉压小于2.7kPa(20mmHg),且伴有毛细血管灌流量减少症状,如肢端厥冷、皮肤苍白等是休克存在的证据。休克过程中,血流和血压是成正比的。因此,对休克患者的血压观察不能忽视。但治疗休克原则的目的在于改善全身组织血液灌注,恢复机体的正常代谢。不能单纯以血压高低来判断休克的治疗效果。在休克早期或代偿期,由于交感神经兴奋,儿茶酚胺释放.舒张压升高,而收缩压则无明显改变,故应注意脉压下降和交感兴奋的征象。相反,如使用血管扩张剂或硬膜外麻醉时,收缩压12kPa左右而脉压正常(4～5.3kPa),且无其他循环障碍表现,则为非休克状态。此外,平时患高血压的患者,发生休克后收缩压仍可能大于16kPa(120mmHg),但组织灌注已不足。因此,应了解患者基础血压。致休克因素使收缩压降低20%以上时考虑休克。重度休克患者,袖带测压往往不准确,可用桡动脉穿刺直接测压。休克治疗过程,定时测压,对判断病情、指导治疗很有价值。若血压逐渐下降甚至不能测知,且脉压减小,则说明病情加重。血压回升到正常值,或血压虽低,但脉搏有力,手足转暖,则休克趋于好转。

9)尿量:观察尿量就是观察肾功能的变化,也是护理人员对休克患者重点观察的内容之一。尿量和尿比重是反映肾脏毛细血管的灌流量,也是内脏血液流量的一个重要指标。在休克过程,长时间的低血容量和低血压,或使用了大量血管收缩剂后,可使肾脏灌流量不足,肾缺血而影响肾功能。此时,患者肾小球滤过率严重下降,临床出现少尿或无尿。如经扩容治疗后,尿量仍每小时少于 25～30ml,应与医生联系,协助医生进行利尿试验。用 20%甘露醇溶液 100～200ml 于 15～30 分钟内静脉滴注,或用呋塞米 20～40mg 于 1～2 分钟内静脉注入。如不能使尿量改善,则表示已发生肾衰竭。此时应立即控制入量,补液应十分慎重。急性肾衰竭时,肾小管分泌钾的功能下降,同时大量组织破坏,蛋白质分解代谢亢进,钾从细胞内大量溢出进入细胞外液,故急性肾衰竭少尿期,血钾必然升高。当血钾升高超过 7mmol/L 时,如不积极治疗,可发生各种心室颤动和心搏停止,因此要限制钾的摄入。反复测定血钾、钠、氯,根据化验报告和尿量的情况来考虑钾的应用。可给予碳酸氢钠纠正酸中毒,使钾离子再进入细胞内,或给予葡萄糖加胰岛素静脉滴入,可使血清钾离子暂时降低。如果经过治疗尿量稳定在每小时 30ml 以上时,提示休克好转。因此,严格、认真记录尿量极为重要。

除此之外,还应注意并发症的观察,休克肺、心力衰竭、肾衰竭及 DIC 是休克死亡的常见并发症。①成人呼吸窘迫综合征(ARDS,又称休克肺):应注意观察有无进行性呼吸困难、呼吸频率加快(每分钟>35 次);有无进行性严重缺氧,经一般氧疗不能纠正,$PaO_2 <70mmHg(9.33kPa)$并有进行性下降的趋势。特别常见于原有心、肾功能不全的患者,过度输入非胶体溶液更易发生。如有上述表现立即报告医生,及时处理。②急性肾衰竭:如血容量已基本补足,血压已回升接近正常或已达正常,而尿量仍<20ml/h,并对利尿剂无反应者,应考虑急性肾衰竭的可能。③心功能不全:如血容量已补足,中心静脉压达 $12cmH_2O(1.18kPa)$,又无酸中毒存在,而患者血压仍未回升,则提示心功能不全,尤其老年人或原有慢性心脏病的患者有发生急性肺水肿的可能,应立即减慢输液速度或暂停输液。④DIC:如休克时间较长的患者,应注意观察皮肤有无痕点、瘀斑或血尿、便血等,如有以上出血表现,则需考虑并发 DIC,应立即取血作血小板、凝血酶原时间、纤维蛋白原等检查,并协助医生进行抗凝治疗。

(5)应用血管活性药物的护理

1)开始用升压药或更换升压药时血压常不稳定,应每5～10 分钟测量血压 1次,有条件的连续监测动脉压。随血压的高低调节药物浓度。对升压药较敏感的患者,收缩压可由测不到而突然升高甚至可达 26.7kPa(200mmHg)。在患者感到头痛、头晕、烦躁不安时应立即停药,并报告医生。用升压药必须从最低浓度且慢速开始,每5分钟测血压1次,待血压平稳及全身情况改善后,改为30分钟/次,并按药物浓度及剂量计算输入量。

2)静脉滴注升压药时,切忌使药物外渗,以免导致局部组织坏死。

3)长期输液的患者,应每24小时更换一次输液管,并注意保护血管及穿刺点。选择血管时先难后易,先下后上。输液肢体应适当制动,但必须松紧合适,以免回流不畅。

(6)预防肺部感染:病房内定期空气消毒并控制探视,定期湿化消毒。避免交叉感染,进行治疗操作时,注意遮挡,适当暴露以免受凉。如有人工气道,注意口腔护理,鼓励患者有效咳痰。痰不易咳出时,行雾化吸入。不能咳痰者及时吸痰,保证呼吸道通畅,以防止肺部并发症。

(7)心理护理:经历休克繁多而紧急的抢救后,患者受强烈刺激,易使患者倍感自己病情危重与面临死亡而产生恐惧、焦虑、紧张、烦躁不安。这时亲属的承受能力、应变能力也随之下降,则将严重影响与医护人员的配合。因此,护士应积极主动配合医疗,认真、准确无误地执行医嘱;紧急情况下医护人员也要保持镇静,快而有序、忙而不乱地进行抢救工作,以稳定患者及家属的情绪,并取得他们的信赖感和主动配合;待患者病情稳定后,及时做好安慰和解释工作,使患者积极配合治疗及护理,树立战胜疾病的信心;保持安静、整洁舒适的环境,减少噪声,让患者充分休息;应将患者病情的危险性和治疗、护理方案及期望治疗前途告诉患者家属,在让他们心中有数的同时,协助医护人员做好患者的心理支持,以利于早日康复。

第二节　创伤

严重创伤是指危及生命或治愈后有严重残疾者,它常为多部位、多脏器的多发伤,病情危重,伤情变化迅速,死亡率高。伤后1小时是挽救生命、减少致残的"黄金时间"。

【护理】

1.护理评估

(1)首先把握呼吸、血压、心率、意识和瞳孔等生命体征,有无存在威胁生命的因素。

(2)了解受伤史,检查受伤部位,迅速评估伤情。

(3)辅助检查:评估血常规、尿常规、血气分析的结果;诊断性穿刺是否有阳性结果及影像学检查的结果。

(4)心理和社会支持情况:评估家属及患者对此次创伤的心理承受程度;患者是否有紧张、焦虑的情绪;患者是否获得家属的支持。

2.护理措施

(1)现场救护

1)尽快脱离危险环境,放置合适体位:抢救人员到达现场后,迅速安全转移患者脱离危险环境。搬运患者时动作要轻、稳,切勿将伤肢从重物下硬拉出来,避免造成再度损伤或继发性损伤。对疑有脊柱损伤者应立即予以制动,以免造成瘫痪。在不影响急救的前提下,救护人员要协助患者,将其置于舒适安全的体位(平卧位头偏向一侧或屈膝侧卧位),并注意保暖。

2)现场心肺复苏(CPR):大出血、张力性气胸、呼吸道梗阻和严重脑外伤等严重创伤,如导致心搏呼吸骤停,应尽快现场处理或现场 CPR。

3)解除呼吸道梗阻,维持呼吸道通畅。

4)处理活动性出血:迅速采取有效的局部止血措施。

5)处理创伤性血气胸:对张力性气胸应尽快于伤侧锁骨中线第 2 肋间插入带有活瓣的穿刺针排气减压;对开放性气胸要尽快用无菌敷料垫封闭开放伤口;对血气胸要行胸腔闭式引流;对胸壁软化伴有反常呼吸者应固定浮动胸壁。在上述紧急处理过程中应同时进行抗休克等综合治疗。

6)保存好离断肢体:伤员离断的肢体应先用无菌或干净布包好后置于无菌或洁净的密闭塑料袋内,再放入注满冰水混合液的塑料袋内低温(0~4℃)保存,以减慢组织的变性和防止细菌繁殖,冷藏时防止冰水浸入离断创面,切忌将离断肢体浸泡在任何液体中。离断肢体应随同伤员一起送往医院,以备再植手术。

7)伤口处理:及时、正确地包扎,可以达到压迫止血、减少感染、保护伤口、减少疼痛,以及固定敷料和夹板等目的。需要注意的是:①不要随意去除伤口内异物或血凝块。②创面中有外露的骨折断端、肌肉、内脏,严禁现场回纳入伤口。若腹腔内组织或脏器脱出,应先用干净器皿保护后再包扎,不要将敷料直接包扎在脱出的组织上面。③有骨折的伤员要进行临时固定。④脑组织脱出时,应先在伤口周围加垫圈保护脑组织,不可加压包扎。

8)抗休克:迅速止血、输液扩容,必要时考虑应用抗休克裤。

9)现场观察:了解受伤原因、暴力情况、受伤的具体时间、受伤时体位、神志、出血量及已经采取的救治措施等。

(2)院内护理

1)呼吸支持:保持呼吸道通畅,视病情给予气管插管、人工呼吸,保证足够、有效的氧供。

2)循环支持:主要是抗休克,尽快用 16～18G 留置针迅速再建立 1～2 条静脉通路,常选用肘前静脉(如肘正中静脉或贵要静脉)、颈外静脉,注意不要在受伤肢体的远端选择静脉通路,以避免补充的液体进入损伤区内,有效补充循环血量,按医嘱给予输液,必要时输血。留置导尿,注意观察每小时尿量。

3)控制出血:用敷料加压包扎伤口,并抬高出血肢体。对活动性出血应迅速清创止血,对内脏大出血应立即准备手术处理。

4)镇静止痛和心理治疗:剧烈疼痛可诱发或加重休克,故在不影响病情观察的情况下遵医嘱选用镇静止痛药。

5)防治感染:遵循无菌术操作原则,按医嘱使用抗菌药物。开放性创伤需加用破伤风抗毒素。

6)密切观察伤情:严密观察伤情变化,特别是对严重创伤怀疑有潜在性损伤的患者,必须持续动态监测生命体征。协助医生做进一步的检查,发现病情变化,应及时报告医生处理,并迅速做出反应。

7)支持治疗:主要是维持水、电解质和酸碱平衡,保护重要脏器功能,并给予营养支持。

8)配合医生对各脏器损伤的治疗。

3.健康指导

(1)宣传安全知识,加强安全防范意识。

(2)一旦受伤,不管是开放性伤口还是闭合性伤口都要立即到医院就诊。开放性伤口要立即进行清创,并注射破伤风抗毒素。

(3)加强受伤肢体的功能锻炼,防止肌萎缩、关节僵硬等并发症。

4.护理评价　经过治疗和护理,评价患者是否达到:①生命体征稳定。无体液失衡。②伤口愈合好,无感染。③疼痛得到控制。④能坚持功能锻炼。⑤无伤口出血、感染、挤压综合征等并发症发生。

第三节　昏迷

【概述】

昏迷是指患者对刺激无意识反应,不能被唤醒,意识完全丧失,是最严重的意识障碍,是高级神经活动的高度抑制状态。颅内病变和代谢性脑病是常见的两大类病因。按意识障碍的严重程度,临床上分为嗜睡、意识模糊、昏睡和昏迷四种表现。

【护理】

1.护理评估

(1)健康史:有无外伤、感染、中毒、脑血管疾病及休克等。有无外伤史。有无农药、CO、安眠镇静药、有毒植物等中毒。有无可引起昏迷的内科病,如糖尿病、肾病、肝病、严重心肺疾病等。

(2)症状和体征:意识状态及生命体征的变化。

(3)辅助检查:心电图、腰椎穿刺(简称腰穿)、头颅 CT 及 MRI 检查的结果。

(4)实验室检查:血检测碳氧血红蛋白有助于 CO 中毒的诊断。尿常规异常常见于尿毒症、糖尿病、急性尿卟啉症。疑似肝性脑病患者查血氨及肝功能。血糖及肾功能检测有助于糖尿病酮症酸中毒、低血糖昏迷及尿毒症昏迷诊断。

(5)社会心理评估:患者的情绪及心理反应。

2.护理措施

(1)保持呼吸道通畅:①环境要求:清洁舒适,保持室内空气流通,温度、湿度适宜。②体位要求:取出义齿,去枕平卧,头偏向一侧。③促进排痰、呼吸支持:舌根后坠放置口咽通气管:配合气道湿化、超声雾化吸入稀释痰液,加强翻身、叩背、促进体位排痰;急性期避免过多搬动患者,短期不能清醒者宜行气管插管、气管切开,必要时使用呼吸机辅助呼吸。④其他:定期做血气分析;使用抗生素防治呼吸道感染。

(2)安全护理:①加强安全防护措施,24 小时专人守护、加床档、使用约束带,遵医嘱使用镇静剂。②禁止使用热水袋,以防烫伤。

(3)饮食护理:供给足够的营养。

1)禁食期间给予静脉营养治疗,准确记录液体出入量。

2)昏迷超过 3。5 天给予鼻饲饮食,成人鼻饲量 2000～2500ml/d(也可根据患者消化情况决定鼻饲量)。①确定胃管在胃内,喂食前检查有无胃出血或胃潴留。②有胃潴留者,延长鼻饲间隔时间或中止一次。③胃出血者禁止喂食,抽尽胃内容物后按医嘱注入止血药。④每次鼻饲 200～400ml,每 3 小时一次,夜间停饲 8 小时。

3)如患者意识好转,出现吞咽、咳嗽反射,应争取尽早经口进食。①从半流质饮食开始,逐渐过渡到普通饮食。②抬高床头防止呛咳及反流。③入量不足部分由胃管补充。

（4）加强基础护理：①保持皮肤完整，床铺平整、清洁、干燥、无渣屑。②注意五官护理（眼、耳、鼻及口腔），保持皮肤清洁。

（5）预防并发症

1）防止压疮：①保持床单清洁干燥、平整。②保持皮肤清洁、干燥，及时处理大小便。③减轻局部受压每1～2小时翻身1次，用50%乙醇按摩受压部位，同时建立床头翻身卡。

2）肺部感染：加强呼吸道护理，定时翻身拍背，保持呼吸道通畅，防止呕吐物误吸引起窒息和呼吸道感染。

3）泌尿系统感染：①留置尿管应严格无菌操作。②保持尿管引流通畅，防止扭曲、受压、折叠，及时倾倒尿液防逆流。③每日冲洗膀胱1～2次，洗净会阴及尿道口分泌物。④定时排尿，训练膀胱舒缩功能。

4）便秘：①加强翻身，定时按摩下腹部，促进肠蠕动。②2～3天未解粪便应给轻泻剂，必要时人工取便。

5）暴露性角膜炎：眼睑不能闭合者，给予眼药膏保护，纱布遮盖双眼。

6）血栓性静脉炎、关节挛缩、肌萎缩：①保持肢体处于功能位，防止足下垂。②每日进行肌肉按摩，促进局部血液循环，防止血栓性静脉炎。③尽早行肢体功能锻炼，每日2～3次。

（6）其他：①尊重患者，维护其自尊及自身形象。②昏迷时间较长者，与家属有效沟通，取得家属的理解和积极配合，指导家属参与部分护理工作，不定期的评估护理效果。

3.健康指导

（1）患者昏迷无法翻身，由护士协助患者每2小时翻身一次，按摩受压处皮肤，促进血液循环。

（2）每日2次口腔护理，保持口腔清洁。口唇干裂者可给予液状石蜡涂擦。

（3）眼睑闭合不全者用生理盐水湿纱布覆盖，或涂抗生素眼膏。

（4）保持会阴部清洁干燥，保持床单和衣裤的整洁。

（5）帮助患者进行四肢及关节的被动运动，保持肢体功能位。

4.护理评价　经过治疗和护理，评价患者是否达到：①了解昏迷发作的原因。②安全、有效地用药。③焦虑减轻，感觉平静。

第四节 多器官功能综合征

【概述】

多器官功能障碍综合征(MODS)是指在严重创伤、感染等原发病发生 24 小时后,机体序贯或同时发生的两个或两个以上脏器功能失常甚至衰竭的综合征。一般最先累及肺,其次累及肾、肝、心血管、中枢系统、胃肠道、免疫系统和凝血系统。多器官功能障碍综合征发病的特点是继发性、顺序性和进行性。

【护理】

1.护理评估

(1)病因:①各种外科感染引起的脓毒症。②严重的创伤、烧伤或大手术致失血、缺水。③各种原因引起的休克,心搏及呼吸骤停复苏后。④各种原因导致肢体、大面积的组织或器官缺血.再灌注损伤。⑤合并脏器坏死或感染的急腹症。⑥输血、输液、药物或机械通气。⑦某些疾病的患者更容易发生 MODS,如心脏、肝、肾的慢性疾病,糖尿病,免疫功能低下等。

(2)症状和体征:①呼吸系统:急性起病,$PaO_2/FiO_2 \leqslant 26.7kPa$(无论是否有呼气末正压,即 PEEP),胸部 X 线片示双侧肺浸润,肺动脉楔压(PAWP)$<18mmHg$ 或无左心房压力升高的证据。②循环系统:收缩压$<90mmHg$,并持续在 1 小时以上,或需要药物支持才能使循环稳定。③肾脏:尿肌酐(Cr)$>2mg/100ml$,伴少尿或多尿。④肝脏:血胆红素$>2mg/100ml$,并伴 GPT、GOT 升高,大于正常值 2 倍以上,或已出现肝性脑病。⑤胃肠道:上消化道出血,24 小时出血量超过 400ml、胃肠蠕动消失不能耐受食物或出现消化道坏死或穿孔。⑥血液:血小板计数降低 25%或出现 DIC。⑦中枢神经系统:GCS<7 分。⑧代谢:不能为机体提供所需能量,糖耐量降低,需用胰岛素;或出现骨骼肌萎缩、肌无力等现象。

(3)辅助检查及实验室检查:评估患者患病因素和早期有关化验或监测对发现多器官功能障碍甚为重要。如测尿重、血肌酐可以显示肾功能,测血小板计数、凝血酶原时间可示凝血功能等。

2.护理措施

(1)一般护理

1)基础护理:患者宜住单间,限制探视、减少人员流动,保持室内适宜的温度和湿度。加强皮肤护理,预防压疮的发生。

2)心理支持:态度和蔼,尽可能多地同清醒患者交谈,掌握患者的心理需求,建立良好的护患关系;以娴熟的操作技术和高度的责任心取得患者信任;鼓励患者在恢复期做力所能及的事情,以逐渐消除其依赖心理;稳定家属情绪,鼓励患者树立康复的信心。

3)安全护理:预防坠床和非计划性拔管的发生。

(2)重症护理

1)病情观察:密切观察患者的生命体征,意识,尿的颜色、质、量,以及皮肤的变化,发现异常及时通知医生。

2)各系统和脏器的监测指标:①肺功能的监测和护理:血氧饱和度和血气分析是监测肺功能的主要指标。在使用呼吸机或改变通气方式 30 分钟后,应常规做血气分析,以后每 4 小时进行 1 次血气分析,以便及时调整呼吸机参数。发现血氧饱和度下降要及时寻找原因,进行处理。②使用呼吸机的监测:注意呼吸机工作参数是否与病情相适应,是否发生人机对抗,呼吸机监测系统是否报警,及时解决各种异常情况。

(3)衰竭脏器的护理

1)循环功能衰竭:严密监测心功能及其前后负荷。确输液量,用输液泵控制输液速度,维持血压,尤其是脉压。

2)呼吸功能衰竭:MODS 早期出现低氧血症,必须立即予氧气吸入,使 PaO_2 保持在 60mmHg 以上。如病情进一步展,就转变为 ARDS,此期应尽早使用呼吸机行机械通气治疗,常用 A/C 或同步间歇指令通气(SIMV),加用 PEEP 方式治疗

3)急性肾衰竭:①每小时测量尿量和尿比重,注意血中素氮和肌酐的变化。②严格记录 24 小时液体出入量,包括尿液、粪便、引流量、呕吐量、出汗等。③如条件允许,每日测体 1 次。④密切观察补液量是否合适,可通过血流动力学监测来指导输液。⑤防止高血钾,密切监测心电图和水、电解质的变、化,患者出现嗜睡、肌张力低下、心律失常、恶心/呕吐等症状.提示血钾过高,应立即处理。⑥积极防止水中毒,如发现血压升高、头痛、抽搐,甚至昏迷等脑水肿表现,或肺底听诊闻及啰音伴呼吸困难,咳血性泡沫痰等肺水肿表现,应及时报告医生,并采取急救措施。⑦行床旁透析治疗时,做好相应的护理。

4)急性胃黏膜、肠道病变:①伤后 48～72 小时是发生应激性溃疡的高峰期,故应常规留置胃管,定时抽吸观察胃液的变化,注意有无血便。②尽早使用肠内营养,对预防上消化道出血有一定作用。③注意观察是否出现血压下降、脉速,伴恶心、呃逆。④注意腹部症状、体征变化,听诊肠鸣音的变化。⑤及时应用止血药物。

(4)药物护理:①抗生素:对感染者必须根据微生物培养和药敏试验结果使用

敏感抗生素给予有效控制,严格遵医嘱用药,确保血药浓度。②强心剂:在心电监护下缓慢静脉注射,有条件者使用微量泵注射,严密观察洋地黄制剂的不良反应,如恶心/呕吐、黄视、绿视、视物不清等,发现异常通知医生及时处理。③利尿剂:遵医嘱使用利尿剂,以减少回心血量,减轻心脏负荷,消除水肿,同时监测血钠、血氯浓度,尤其是血钾浓度。④血管扩张剂:应用血管扩张剂时,首先判断血容量是否补足,宜使用微量泵从小剂量、低速度开始,硝普钠要注意避光、现配现用。

(5)保证营养与热量的摄入:MODS 时机体处于高代谢状态,体内能量消耗很大,机体免疫功能受损,代谢障碍,内环境紊乱,故保证营养至关重要。

3.健康指导

(1)预防为主:MODS 一旦发生就不易控制,而且死亡率相当高。当有三个系统或器官功能损害时死亡率可高达 80%,因此预防更显得重要。

(2)心理护理:应根据患者的心理需求,通过语言、表情、手势等与患者交流,解释疾病的发展过程和积极配合治疗的重要性,鼓励患者树立战胜疾病的信心。

(3)饮食护理:饮食要清淡、易于消化,不宜进食刺激性的食物。

4.护理评价　经过治疗和护理,患者是否达到:①患者的紧张或恐惧的心理得到缓解。②患者的水、电解质和酸碱平衡紊乱得到纠正。③患者的营养状况得到改善,肾功能得到恢复。④患者可能出现的并发症降至最低限度。

第五节　重症烧伤

一、心理护理

大面积烧伤患者常常会无法面对自己的病情,需要较长时间的认知和适应,尤其是颜面部与身体暴露部位的烧伤,患者思想压力大,时常灰心绝望,针对患者不同时期心理的特点,给予及时的解释与安慰,使患者树立战胜疾病的信心。医务人员应在积极抢救患者的同时,及时做好患者的心理护理。要经常开导患者,与他谈心,分散其注意力,缓解患者对疼痛的敏感,以纠正患者的不良情绪。患者进入康复期后,医务人员要和家属一同做好细致的解释劝导工作,使患者接受现实,敢于面对。同时可以讲述一些恢复好的典型病例,让患者看到希望,树立信心,积极配合治疗。

烧伤患者早期心理通常处于强烈的应激状态,烧伤后精神紧张等心理应激反

应会造成一系列生理改变,护士要注意进行有效的监测、评估和控制。急性期过后患者可能出现严重心理问题,大致有以下几种:

1.创伤后应激障碍(PTSD)　是对亲身经历或目击的导致(或可能导致)自己或他人死亡(或严重身体伤害)的事件或创伤的强烈反应,是一种延迟或延长的焦虑性反应,常以梦境、持续的高警觉性、回避、情感麻木、反复回想、重新体验、对创伤性经历选择性遗忘及对未来灰心丧气为主要症状表现。少数患者会有人格改变。PTSD起病多在烧伤后几日或烧伤数月后,症状可持续数月,甚至数年,而严重影响患者的精神生活质量和重新投入生活及工作的能力。PTSD常导致患者自控能力降低,有的患者会产生愤怒及罪恶感,可出现自伤行为、暴怒、暴力攻击他人的行为或社会退缩行为等。

2.焦虑　是一种没有客观原因的内心不安或无根据的恐惧情绪,伴有显著的自主神经症状、肌肉紧张及运动性不安。焦虑的产生与性别、年龄、经济状况等有关;一般女性高于男性,中青年高于老年人,自费患者高于公费患者,头面部及手部的烧伤涉及患者自我形象改变和五官及手部相关重要功能损伤,焦虑发生率及程度相对较高;烧伤面积大、烧伤深度严重会加大患者心理压力,焦虑发生率及程度也较高。

3.抑郁　烧伤的剧烈刺激及治疗过程中各种痛苦体验对患者心理是一种很严重的应激,患者常表现为抑郁、恐惧、绝望。毁容和功能丧失是导致患者抑郁的原因之一;有些患者面对医疗费用的压力,会为自己成为家庭的负担而不安,这是患者产生抑郁的另一重要原因。

4.悲观和孤寂　患者长期住院,特别是大面积烧伤的患者病程长,患者长期与亲友分离,且躯体受限不能参加各种社会活动,便容易感到被生活抛弃的孤寂或郁闷。再加上容貌形象改变,会使烧伤患者脱离正常生活,并且失去应有的社会地位和作用,悲观和孤寂感便会顺势滋生。

5.愤怒　因工伤或肇事所致烧伤,患者易愤怒,后悔懊恼,抱怨命运不公,甚至会将愤怒情绪向医护人员或亲属发泄,或对医院制度、治疗等表示不满,抵触医务人员对其进行的医疗护理活动,以平衡其内心的不快。

此外,大面积烧伤、头面部烧伤、肢体或五官功能损毁、形象改变的患者还较容易出现自杀倾向、思维迟缓或奔逸、谵妄等精神心理障碍。主观否定自己的身体,不愿意察看损伤的部位或照镜子,头脑中总萦绕着身体及功能改变或丧失的事情。必须运用有效的护理措施帮助患者过渡,护士可从如下几点调整患者的心理问题:

(1)鼓励其表达自己的感受,尤其是与审视自我的方式有关的感受。

（2）鼓励其询问与治疗、治疗进展及预后等有关的问题。

（3）告知其亲人对生理和情绪变化有所准备，在家庭适应中给予支持。

（4）鼓励他的朋友和亲人多来探望，让他了解自己在亲朋心目中的重要性。

（5）尽量为其提供机会，多与有共同经历的人在一起。

（6）对于身体部位或身体功能丧失的患者

1）评估这种丧失对患者本人及患者家属的意义。

2）预计本人对于这种丧失作出的可能反应。

3）观察他对这种丧失的反应，鼓励他与亲人相互交流各自的感觉。

4）倾听并尊重患者诉说他们的感觉和悲伤。

5）鼓励局部观察、局部抚摸。

6）开发其能力和资源，使丧失尽量得以代偿。

二、烧伤创面的护理

1.包扎创面的护理

（1）创面经清创处理后，先敷几层药液纱布，其上再覆盖 2～3cm 吸水性强的纱垫，包扎范围大于创面边缘，而后用绷带由远至近均匀加压包扎，不宜过紧，注意尽量暴露指（趾）末端，以观察血液循环，注意有无发凉、麻木、青紫、肿胀等情况。

（2）四肢、关节等部位包扎固定时应保持功能位，防止挛缩。注意指（趾）间应用油质敷料隔开，防止形成指（趾）粘连畸形。

（3）勤翻身并经常改变受压部位，以防创面长期受压延迟愈合。经常查看敷料松紧程度，有无渗出，如有渗出应及时更换，因为敷料浸湿易引起感染。烧伤早期创面渗液较多，包扎敷料应相对厚些，待渗出少时，敷料再相对薄些。

（4）勤察看包扎部位有无红肿、发热、异味，肢端有无麻木、青紫、发凉等，如发现异常，应立即打开敷料，寻找原因。

（5）包扎后，肢体应抬高减轻局部肿胀，或以免水肿。

2.暴露创面的护理

（1）病室应温暖、干燥、清洁舒适，室温 28～32℃，湿度 18%～28%，注意保暖。

（2）定时翻身，一般每 2 小时 1 次，尽量减少创面受压时间。若出现痂下感染，立即去痂引流。每天查看痂壳，保持其干燥、完整。接触创面处的床单、纱布、纱垫均应无菌，进行护理活动接触创面时应戴无菌手套。

（3）局部可使用电热吹风或烤灯，温度为 35～40℃。

（4）经常变换体位使创面充分暴露。为使腋窝会阴处创面暴露，患者体位应尽量呈"大"字形。做好会阴护理，严防大小便污染创面。

（5）创面在关节部位，应避免过度活动，防止结痂破裂出血而易引起感染。注意无菌操作，保持创面周围正常皮肤清洁。

3.创面外用药使用后的护理

（1）注意患者疼痛情况及创面有无皮疹出现，如有，应观察是否为药物过敏所致，立即停止该药，对症处理。

（2）监测白细胞计数和肝、肾功能情况。

（3）使用磺胺米隆时，为尽早发现代谢性酸中毒，应监测动脉血气分析。

4.术后创面的护理

（1）敷料应保持清洁干燥。观察敷料外有无渗血或渗血范围有无扩大，及时报告医生，立即拆开敷料检查创面，给予止血措施。

（2）肢体植皮区的护理：四肢植皮后，不能在手术肢体扎止血带，以免皮下血肿而使植皮失败。肢体应抬高，注意观察末梢血液灌注情况；头、面、颈、胸部植皮包扎后，应注意保持呼吸道通畅；下腹部植皮后，应注意观察并询问患者排尿情况，防止患者因疼痛不敢排尿而引起尿潴留，必要时留置导尿；术后 3 天，打开敷料，注意无菌操作，检查植皮情况，同时更换敷料，若发现问题及时处理；翻身时应使患者手术区域固定，以免因患者移动导致皮片移位，造成植皮失败；臀部、会阴部、双股部植皮手术后，应留置导尿并保持通畅，以免尿湿敷料，引发感染，导致植皮失败。

三、特殊部位烧伤的护理

1.吸入性损伤

（1）予以吸氧，注意雾化湿化。通过雾化可以进行气道内药物治疗，以解痉、缓解水肿、防治感染、促进痰液排出等。湿化可以防止气管、支气管黏膜干燥受损，并有利于增强纤毛活动力，防止痰液干涸结痂，对预防肺不张和减轻肺部感染意义重大。

（2）头、面、颈部水肿的患者，应抬高床头，减轻水肿，同时可酌情去枕，保持呼吸道通畅。为避免枕后及耳廓等烧伤部位长期受压，可枕于有孔环形海绵或环形充气小橡胶圈。

（3）严密观察呼吸情况，备好气管插管或气管切开包等用物于床旁。若有呼吸道梗阻情况，及时行气管插管或气管切开。气管切开术适应证为：声门以上严重水肿且伴有面、颈部环形焦痂的患者；严重支气管黏液漏的患者；合并有 ARDS 需机械通气的患者；合并严重脑外伤或脑水肿的患者；气管插管留置24小时以上的患者。气管切开术后，便于药物滴入，且方便纤维支气管镜检查（这是诊断吸入性损伤及判断其严重程度的主要手段）及机械通气，同时也增加了气道及肺的感染机会，所以要注意正规操作，并加强术后护理，以避免感染。

（4）鼓励患者深呼吸并自主咳痰。掌握正确的吸痰技术，按需吸痰，及时清除口、鼻腔和气道分泌物。动作轻柔，以防呼吸道损伤。

（5）焦痂切开减压术：有颈、胸腹环形焦痂者，可使胸廓及膈肌运动范围受限，而影响呼吸或加重呼吸困难。因此，应及时行焦痂切开减压术，对改善呼吸功能、预防脑部缺氧有重要意义。

2.会阴部烧伤护理

（1）保持会阴部创面的清洁干燥。因创面不便于包扎，容易被大小便污染，所以要彻底暴露创面或加用烤灯等，促进创面干燥结痂。每次便后会阴部应用0.9%氯化钠溶液或1%苯扎溴铵冲洗干净，然后用纱布拭干。一般临床上，会阴部烧伤患者都会留置导尿，应做好尿管护理。

（2）保持患者双腿外展位，有利于保持创面干燥，避免感染。有外生殖器烧伤时，女性患者注意分开阴唇，且保持清洁，防止粘连及愈合后阴道闭锁。男性患者烧伤早期阴茎及阴囊水肿明显，可用50%硫酸镁每天湿敷，并用纱布将阴茎与阴囊隔开，防止粘连畸形。伴有臀部烧伤时，注意预防臀沟两侧的皮肤粘连愈合。

（3）若为小儿会阴部烧伤，其自制力差，多动，较难很好地给予配合，而使创面极易摩擦受损，可将患儿固定在人字架上。若同时伴有臀部烧伤，应间隔四小时翻身一次。

（4）由于中国人对性的敏感、含蓄，通常不愿在公共场合谈及性的话题，更别说将自己的会阴部暴露人前。住院期间，除婴幼患儿以外，几乎所有患者都对此部位非常敏感。在其治疗期间，因医生查房、护士护理、亲友探视等活动，使得患者的隐私部位经常被谈论、暴露，加之患者对性及生育功能的担心，如果工作过程中言行不当，极易引起不必要的麻烦，甚至容易因隐私问题引起医疗纠纷。所以，在整个护理过程中，语言及形体语言一定要适当有度，护士必须尽可能含蓄地与患者交流，特别是对异性患者，不要因职业原因而采取很直接的术语，避免引起尴尬或误会，引发患者抵触情绪。以"感觉怎么样"等双方都明白的语言询问交流，含蓄且带有关切之意。会阴部烧伤后会因肿胀等原因使其外观异于正常，患者会对周围一切都很敏感，护士应多以微笑示意，以避免因面部表情等形体语言使患者心理紧张敏感。

四、健康教育

烧伤患者的康复治疗和功能锻炼至关重要,可促进机体恢复,减少或避免并发症,有效防止瘢痕挛缩、关节功能丧失。早期锻炼一般于烧伤后 48 小时病情稳定时便可开始。对于植皮术后的患者应暂停运动,一周后恢复运动。有肌腱和关节裸露的部位应制动,以免造成进行性损伤。要明确锻炼进度和要求,主动和被动运动相结合的同时以主动运动为主。烧伤患者开始进行功能锻炼时会伴有不同程度的疼痛,所以运动量要适当,循序渐进,肢体关节的活动范围要由小到大、缓慢进行,被动运动时手法要柔和,避免强制性运动,可以请专业康复治疗师进行。要使患者清楚地认识到功能锻炼的作用和重要性,以取得他们主动配合,使功能训练得以顺利进行。利用有效的沟通和指导教育,帮助患者获取必需的知识,做好出院后的自我护理,避免并发症。

第六节　急性中毒

一、急性中毒概述

【概述】

急性中毒是指有毒的化学物质短时间内或一次超量进入人体而造成组织、器官器质性或功能性损害。急性中毒发病急骤、症状凶险、变化迅速,如不及时救治,常危及生命。

【护理】

1.护理评估

(1)病史:毒物接触史。

(2)生命体征及临床表现:瞳孔、皮肤、黏膜、神志情况等。

(3)辅助检查:血生化,肝.肾功能、血清胆碱酯酶,血气分析,尿液检查,毒物检测,心电图、脑电图等。

(4)社会心理评估:患者及家属的情绪及心理反应。

2.护理措施

(1)急救处理:①立即终止接触毒物:对有害气体吸入性中毒者立即离开现场;对皮肤、黏膜沾染接触性中毒者,马上离开毒源,脱去污染衣物,用清水冲洗体表、毛发、甲缝等。②促进毒物的排除:常用催吐、洗胃、导泻、灌肠、使用吸附剂等方法清除胃肠道尚未吸收的毒物;通过利尿、血液净化等方法排出已吸收的毒物。③保持呼吸道通畅,及时清除呼吸道分泌物,根据病情给予心电监护、氧气吸入,必要时气管插管。④建立静脉通道,遵医嘱给予特效解毒剂及其他抢救药物。⑤血液透析或血液灌流。⑥高压氧治疗:主要用于急性一氧化碳中毒、急性硫化氢、氰化物中毒、急性中毒性脑病等。

(2)一般护理:①病情观察:严密观察生命体征及神志、瞳孔的变化,记录 24 小时液体出入量等。②药物护理:观察特效解毒剂的效果及不良反应。③对症护理:昏迷者尤其需注意使其呼吸道保持通畅,维持其呼吸循环功能,做好皮肤护理,定时翻身,防止压疮发生。惊厥时应避免患者受伤,应用抗惊厥药物;高热者给予降温;尿潴留者给予导尿等。④基础护理:保证充足的睡眠,合理饮食,做好口腔护理。⑤心理护理:细致评估者的心理状况,尤其对服毒自杀者,应尊重其隐私,要做好患者的心理护理,注意引导他们正确对待人生,做好家属的思想工作,正确引导,防范患者再次自杀。

3.健康指导

(1)加强宣传:在厂矿、农村、城市居民中结合实际情况,普及植物、药物等相关防毒知识,向群众介绍有关中毒的预防和急救知识。

(2)不吃有毒或变质的食品:如无法辨别有无毒性的蕈类、怀疑为有机磷杀虫药毒死的家禽、河豚、棉籽油、新鲜腌制咸菜或变质韭菜、菠菜等,均不可食用。

(3)加强毒物管理:严格遵守有关毒物的防护和管理制度,加强毒物保管。厂矿中有毒物质的生产设备应密闭化,防止化学物质跑、冒、滴、漏。生产车间和岗位应加强通风,防止毒物聚积导致中毒。农药中杀虫剂和杀鼠剂毒性很大,要加强保管,标记清楚,防止误食。

4.护理评价　经过治疗和护理,评价患者是否达到:①生命体征平稳。②安全意识增强。③能运用有效的应对技巧,情绪稳定,有战胜疾病的信心。

二、有机磷农药中毒

【概述】

有机磷农药中毒:有机磷农药是胆碱酯酶抑制剂,与人体内的胆碱酯酶有很强的亲和力,抑制了胆碱酯酶的活性,导致乙酰胆碱在体内大量蓄积,从而发生一系列临床中毒症状,如多汗、流涎、流涕、肌肉纤颤及头昏、头痛、烦躁不安,甚至惊厥或昏迷。

【护理】

1.护理评估

(1)病史:有无口服、喷洒或其他方式的有机磷杀虫药接触史。

(2)生命体征及临床表现:毒蕈碱样症状、烟碱样症状和中枢神经系统症状。

(3)辅助检查:全血胆碱酯酶活力(CHE)测定和尿中有机磷杀虫药分解产物测定。

(4)社会心理评估:患者及家属的情绪及心理反应。

2.护理措施

(1)急救处理:①立即脱离现场,脱去污染的衣服,用肥皂水彻底清洗污染的皮肤、毛发和指甲等,减少毒物吸收。②经口服中毒6小时内者,应用清水、氯化钠溶液、2%碳酸氢钠溶液[如为美曲膦酯(敌百虫)中毒,忌用碳酸氢钠溶液,因碱性溶液能使其转化成毒性更强的敌敌畏(DDV)]或1:5000高锰酸钾溶液(硫代磷酸中毒忌用1:5000高锰酸钾溶液)反复洗胃,直至洗出液清亮无气味为止。洗胃结束,予以50%的硫酸镁50~100ml导泻。③保持呼吸道通畅,及时清除呼吸道分泌物,根据病情给予心电监护、氧气吸入,必要时应用机械通气。心搏骤停时,立即行心肺脑复苏等抢救措施。④建立静脉通道,遵医嘱给予特效解毒剂及其他抢救药物。

(2)一般护理:①病情观察:严密观察生命体征、神志及瞳孔的变化,以及有无中毒后"反跳"现象等。②药物护理:观察解毒剂的疗效及不良反应。③对症护理:重度中毒出现呼吸抑制者应迅速进行气管内插管,清除气道内分泌物,保持气道通畅,给氧;呼吸衰竭者,应用机械通气支持;发生休克、急性脑水肿及心搏骤停的患者给予相应的急救处理。④基础护理:保证充足的睡眠,合理饮食,做好口腔护理。⑤心理护理:了解患者服毒或染毒的原因,根据不同的心理特点予以心理疏导,以诚恳的态度为患者提供情感上的支持,并认真做好家属的思想工作。

3.健康指导

(1)健康教育,普及宣传有机磷杀虫药急性中毒防治知识。

(2)严格执行有机磷杀虫药管理制度,加强生产、运输、保管和使用的安全常识和劳动保护措施教育。

(3)因自杀而中毒者出院后,患者应学会如何应对应激原的方法,树立生活的信心,并应争取获得社会多方面的情感支持。

4.护理评价　经过治疗和护理,评价患者是否达到:①生命体征平稳。②安全意识增强。③能运用有效的应对技巧,情绪稳定,有战胜疾病的信心。

三、百草枯中毒

【概述】

百草枯是目前最常用的除草剂之一,又名克芜踪、对草快,接触土壤后迅速失活,对人、畜有很强的毒性作用。大多数中毒者是由于误服或自杀口服引起中毒,但也可经皮肤和呼吸道吸收中毒致死。

【护理】

1.护理评估

(1)病史:毒物接触史。

(2)生命体征及临床表现。

(3)辅助检查:肝、肾功能、肌钙蛋白、尿液检查、毒物检测、胸部 X 线检查等。

(4)社会心理评估:患者及家属的情绪及心理反应。

2.护理措施

(1)急救处理:①现场急救:一经发现,立即给予催吐并口服白陶土悬液,或者就地取材用泥浆水 100～200ml 口服。②减少毒物吸收:尽快脱去污染的衣物,用肥皂水彻底清洗被污染的皮肤、毛发。若眼部受污染,立即用流动清水冲洗,时间＞15 分钟。用白陶土洗胃后口服吸附剂(药用炭或 15％的漂白土)以减少毒物的吸收。③建立静脉通道,遵医嘱应用抢救药物及其他药物。④保持呼吸道通畅:慎用氧疗。轻、中度中毒者禁止吸氧;重度缺氧者当 $PaO_2 < 40mmHg$ 时,可给予短时间、低流量、低浓度氧气吸入,当 $PaO_2 \geqslant 70mmHg$ 时,即可停止氧疗,以防加重中毒。若出现严重低氧血症,发生呼吸衰竭、ARDS 时,应尽早实施人工通气,改善氧合功能,减轻肺损伤。⑤促进毒物排泄:除常规输液、应用利尿剂外,最好在患者服毒后 6～12 小时内进行血液灌流或血液透析。⑥防治肺损伤和肺纤维化:及早

按医嘱给予自由基清除剂,如维生素 C、维生素 E、还原型谷胱甘肽、茶多酚等,以防止氧自由基形成过多过快,减轻其对细胞膜结构的破坏。早期大剂量应用肾上腺糖皮质激素,可延缓肺纤维化的发生,降低百草枯中毒的死亡率。

(2)一般护理:①病情观察:严密观察生命体征及神志瞳孔的变化等。②药物护理:观察药物的效果及不良反应。③对症护理:加强对口腔溃疡、炎症的护理;呼吸衰竭者,应用机械通气支持。④基础护理:保证充足的睡眠,合理饮食,做好口腔护理。⑤心理护理:细致评估患者的心理状况,尤其对服毒自杀者,要做好患者的心理护理,防范患者再次自杀。

3.健康指导

(1)严格执行农药管理的有关规定,实行生产许可和销售专营制度,避免农药扩散和随意购买。

(2)开展安全使用农药教育,加强对购买使用百草枯药物人群的教育,告知其药物对人体损伤的不可逆性。

(3)因自杀而中毒者出院后,患者应学会如何应对应激原的方法,树立生活的信心,并应争取获得社会多方面的情感支持。

4.护理评价　经过治疗和护理,评价患者是否达到:①生命体征平稳。②安全意识增强。③能运用有效的应对技巧,情绪稳定,有战胜疾病的信心。

四、一氧化碳中毒

【概述】

一氧化碳中毒俗称煤气中毒。一氧化碳与血红蛋白的亲和力是氧与血红蛋白亲和力的 240 倍,一旦一氧化碳吸入体内后,85％与血液中的血红蛋白结合,形成稳定的、不具备携氧能力的碳氧血红蛋白(HbCO),从而使血红蛋白携氧力降低,导致组织缺氧。临床表现为头痛、头晕、乏力、胸闷、恶心、耳鸣、心率加速、嗜睡、意识模糊、口唇黏膜呈樱桃红色,严重者可出现呼吸、血压、脉搏的改变,甚至发生深昏迷、呼吸和循环衰竭。

【护理】

1.护理评估

(1)病史:一氧化碳接触史、中毒时所处的环境、停留时间及突发昏迷情况等。

(2)生命体征及临床表现。

(3)辅助检查:血液 HbCO 测定、脑电图检查、头部 CT 检查等。

（4）社会心理评估：患者及家属的情绪及心理反应。

2.护理措施

（1）急救处理：①脱离中毒环境：迅速将患者移至空气新鲜处，保持呼吸道通畅，注意保暖。如发生心搏、呼吸骤停，应立即进行心肺脑复苏。②纠正缺氧：立即给予高浓度氧气吸入，8～10L/min，以后根据具体病情采用持续低浓度氧气吸入，有条件者应尽早行高压氧舱治疗，最佳时间为4小时内。高压氧舱治疗能增加血液中的溶解氧，提高动脉血氧分压，使毛细血管内的氧容易向细胞内弥散，迅速纠正组织缺氧。必要时使用呼吸兴奋剂、建立人工气道。③开放静脉通路，按医嘱给予输液和药物治疗。④防治脑水肿：严重中毒时，应在积极纠正缺氧同时给予脱水疗法。⑤对症支持治疗：频繁抽搐者，可应用地西泮、苯妥英钠等药物；积极防治继发感染，纠正休克，维持水、电解质及酸碱代谢平衡；应用促进脑细胞代谢药物，防止神经系统和心脏并发症的发生。⑥监测HbCO的变化。

（2）一般护理：①病情观察：严密观察生命体征及神志、瞳孔的变化等，准确记录24小时内液体出入量，合理控制输液的量及速度，防止脑水肿、肺水肿及电解质紊乱的发生。②药物护理：观察药物的疗效及不良反应。③预防护理：昏迷患者加强基础护理，预防坠积性肺炎、泌尿系统感染和压疮发生；做好安全防护，防止自伤和坠伤。④心理护理：给予积极的心理支持护理，增强患者康复信心并做好健康指导。

3.健康指导

（1）加强预防一氧化碳中毒的宣传，家庭用火炉要安装烟囱，确保烟囱严密不可漏气，保持室内通风。

（2）厂矿使用煤气或产生煤气的车间、厂房要加强通风，配备一氧化碳浓度监测、报警设施。

（3）进入高浓度一氧化碳的环境执行紧急任务时，要戴好特制的一氧化碳防毒面具，系好安全带，两人同时工作，以便彼此监护和互救。

（4）出院时留有后遗症的患者，应鼓励其继续治疗，并教会家属功能锻炼的方法。

4.护理评价　经过治疗和护理，评价患者是否达到：①生命体征平稳。②安全意识增强。③能运用有效的应对技巧，情绪稳定，有战胜疾病的信心。

五、急性酒精中毒

【概述】

急性酒精中毒是指因饮酒过量引起的以神经精神症状为主的中毒性疾病,严重者可累及呼吸、循环系统,导致意识障碍、呼吸和循环衰竭,甚至危及生命。饮入的乙醇可经胃和小肠完全吸收,1小时内血液中含量较高,以后很快降低。中毒时乙醇对中枢神经系统具有先兴奋后抑制作用,大剂量可致中枢麻醉和心脏抑制。临床上分为三期:兴奋期、共济失调期、昏迷期。

【护理】

1.护理评估

(1)病史:饮酒量及个人耐受性。

(2)生命体征及临床表现:确认临床分期。

(3)辅助检查:肝、肾功能,血液电解质浓度,血中乙醇浓度,心电图,头部CT检查等。

(4)社会心理评估:患者及家属的情绪及心理反应。

2.护理措施

(1)急救处理:①保持呼吸道通畅:立即使患者取平卧位,头偏向一侧,及时清除口鼻腔呕吐物及分泌物,给予氧气吸入。必要时予气管插管进行机械通气及心电监护。②催吐及洗胃:轻度中毒者可用催吐法;重度中毒者中毒在2小时内予胃管,接洗胃机进行自动洗胃。③建立静脉通道,遵医嘱使用催醒药物及其他药物,尽量使用静脉留置针。

(2)一般护理:①病情观察:严密观察生命体征及神志、瞳孔的变化;观察呕吐物及洗出液体的颜色、性质及量。②药物护理:观察药物的效果及不良反应。③安全防护:患者多数表现为烦躁、兴奋多语、四肢躁动,应加强巡视,使用床栏,必要时给予适当的保护性约束,防止意外发生;做好患者的安全防护外,还要防止其伤害他人(包括医务人员)。④注意保暖:急性酒精中毒患者全身血管扩张,散发大量热量,有些甚至寒战。此时应适当提高室温,加盖棉被等保暖措施,并补充能量。⑤基础护理:口腔护理、饮食护理等。⑥心理护理:给予患者及家属积极的心理支持。

3.健康指导

(1)宣传大量饮酒的害处,帮助患者认识过量饮酒时对身体的危害,以及长期酗酒对家庭社会的不良影响。

(2)创造替代条件,加强文娱体育活动,帮助患者建立健康的生活方法,减少酒精中毒的发生。

4.护理评价　经过治疗和护理,评价患者是否达到:①生命体征平稳。②知晓过量饮酒的危害。③能运用有效的应对技巧,情绪稳定,生活态度积极健康。

六、急性安眠药中毒

【概述】

急性安眠药中毒是由于服用过量的安眠药而导致的一系列中枢神经系统过度抑制病症。安眠药是中枢神经系统抑制药,具有镇静、催眠作用,小剂量时可使人处于安静或嗜睡状态,大剂量可麻醉全身,包括延髓中枢。一次大剂量服用可引起急性安眠药中毒,其主要临床表现为嗜睡、情绪不稳定、注意力不集中、记忆力减退、共济失调、发音含糊不清、步态不稳、眼球震颤、共济失调、明显的呼吸抑制等。

【护理】

1.护理评估

(1)病史:服药的原因。

(2)生命体征及临床表现。

(3)辅助检查:尿或胃内容物的血药浓度、血常规、尿常规等。

(4)社会心理评估:患者及家属的情绪及心理反应。

2.护理措施

(1)急救处理:①保持呼吸道通畅:吸氧 3～4L/min,深昏迷患者应酌情予气管插管,呼吸机辅助通气;心电监护,监测心率、有无心律失常、观察血压及血氧饱和度。②立即洗胃及导泻:1∶5000 高锰酸钾或温水洗胃,给予硫酸钠导泻。③建立静脉通道:遵医嘱运用解毒剂及其他药物。贝美格 50mg 稀释于 10% 葡萄糖溶液 10ml 中静脉注射或以 200～300mg 稀释于 10% 葡萄糖溶液中缓慢静脉滴注;静脉滴注适量甘露醇或呋塞米以降低颅内压。④血液灌流,血浆置换,促进毒物排泄。

(2)一般护理:①病情观察:严密观察意识状态、生命体征及瞳孔的变化。②药物护理:观察药物的疗效及不良反应。③基础护理:意识不清者注意体位,仰卧位时头偏向一侧,或侧卧位,防止舌后坠,做好口腔护理及皮肤护理,防止压疮和感染。④饮食护理:昏迷时间超过 3～5 天,营养不易维持的患者,可由鼻饲补充营养及水分。应给予高热量、高蛋白、易消化的流质饮食。⑤心理护理:若是自杀患者,待其清醒后,要有的放矢地做好心理护理,尽可能地解决患者的思想问题,从根本上消除患者的自杀念头,应密切观察患者,避免患者独处,防止患者自杀。

3.健康指导

(1)向失眠者普及睡眠紊乱的原因及避免方法的知识。

(2)长期服用大量安眠药的患者,不能突然停药,应逐渐减量后停药。

(3)加强药物管理:药房.医护人员对安眠药的保管、处方、使用管理要严格,家庭中有情绪不稳定或精神不正常者,家属对该类药物一定要妥善保管,以免发生意外。

4.护理评价 经过治疗和护理,评价患者是否达到:①生命体征平稳。②生活态度积极。③能运用有效的应对技巧,情绪稳定,有战胜疾病的信心。

七、新型毒品中毒

【概述】

新型毒品中毒:新型毒品是相对阿片、大麻、可卡因这些传统毒品而言,主要是指人工化学合成的精神类毒品,如冰毒、摇头丸等。这类毒品直接作用于人的精神系统,使精神兴奋或抑制,连续使用能使人产生依赖性,滥用后导致中毒,表现为幻觉、精神分裂症状,如讲话含糊不清,头昏,精神错乱,过度兴奋,出现幻觉、幻视、幻听、运动障碍等,使用过量甚至可导致死亡。

【护理】

1.护理评估

(1)一般情况:性别、职业、既往史、服毒原因等。

(2)生命体征及临床表现。

(3)辅助检查:尿或胃内容物的毒品浓度,血、尿常规,肝、肾功能等。

(4)社会心理评估:患者及家属的情绪及心理反应。

2.护理措施

(1)急救处理:①保持呼吸道通畅:吸氧,深昏迷患者应酌情予气管插管,呼吸机辅助通气:心电监护。②立即洗胃:应用 1:5000 高锰酸钾溶液或温水洗胃。③建立静脉通道,遵医嘱运用镇静及其他对症支持药物。④促进毒物排泄:应用呋塞米、甘露醇,保证输液量。部分服药超过 5 小时的患者,给 20% 甘露醇加药用炭 30mg 制成混悬液口服,每日 2 次,以减少毒物吸收,促进排泄。⑤血液净化。

(2)一般护理:①病情观察:严密观察意识状态、生命体征及瞳孔的变化。②药物护理:观察药物的效果及不良反应。③基础护理:口腔护理、皮肤护理、饮食护理等。④对症护理:体温过高者给予冰帽、冰毯、擦浴等降温措施。⑤心理护理:给予患者及家属积极的心理支持。

3.健康指导

(1)向患者及家属宣教吸毒的危害,包括对生理与心理等个体身心健康的损害,以及对家庭、社会、国家的危害。

(2)建议患者远离有不良行为习惯的玩伴。

(3)建议家长关心孩子成长期的喜怒哀乐。

4.护理评价　经过治疗和护理,评价患者是否达到:①生命体征平稳。②生活态度积极、生活习惯健康。③能运用有效的应对技巧,情绪稳定,有战胜疾病的信心。

第七节　急性胰腺炎

一、急性胰腺炎及其护理

急性胰腺炎(AP)是常见的急腹症之一,其发病率很高,占急腹症的第3～5位。其中80%以上的患者病情较轻,为急性水肿性胰腺炎,经非手术治疗可治愈,基本算一种内科病。10%左右的患者属于急性出血性坏死性胰腺炎(AHNP),常继发感染、腹膜炎和休克等多种并发症,病死率高,称为重症急性胰腺炎(SAP)。重症急性胰腺炎(SAP)是急性胰腺炎的特殊类型,是一种发病急、病情险恶、并发症多、病死率较高的急腹症。此时胰腺的炎症已不是可逆性或自限性,常需经手术治疗,应视为外科病。目前,外科医生对急性胰腺炎的认识较为深入,诊断技术和治疗方法也有了较大的发展,但是其病死率仍居高不下,达30%～60%,且易发生各种严重并发症,是外科医生的一个严峻挑战。

急性胰腺炎发病率女性高于男性,男女之比为1:1.7。各年龄均可见,但以20～50岁者多见。蛔虫引起的胰腺炎以儿童多见,说明了发病年龄与病因也有关系,胆石病的发病率随着人类寿命的延长而增加,致使急性胰腺炎的发病年龄也将会有所提高。

(一)急性胰腺炎的常见病因

急性胰腺炎的病因有很多。常见的主要有胆石症、饮酒过度和暴饮暴食。

1.胆石症与胆道疾病　胆石症、胆道感染或胆道蛔虫等均可引起急性胰腺炎，其中胆石症最为常见。

2.饮酒过度和暴饮暴食。

3.胰管阻塞　胰管结石或蛔虫、胰管狭窄、肿瘤等都是引起胰管阻塞的原因，胰液分泌旺盛时胰管内压增高，使胰管小分支和胰腺泡破裂，胰液与消化酶渗入间质，引起急性胰腺炎。

4.手术与创伤　胰胆或胃等腹腔手术、腹部钝挫伤等可直接或间接损伤胰腺组织或损伤胰腺的血液供应引起胰腺炎。

5.内分泌与代谢障碍　如高钙血症、高血脂、妊娠、糖尿病昏迷和尿毒症等均可引起急性胰腺炎；妊娠时胰腺炎多发生在妊娠中晚期，其中 90% 合并胆石症。

6.感染　急性传染性疾病者继发的急性胰腺炎大多较轻，可随感染痊愈而自行消退。沙门菌或链球菌败血症时也可出现胰腺炎。

7.药物　噻嗪类利尿药、硫唑嘌呤、糖皮质激素、四环素、磺胺类等药物可直接损伤胰腺组织，使胰液分泌或黏稠度增加，从而引起急性胰腺炎，在服药最初的 2 个月易发生，与剂量可能无关。

8.电击休克。

9.消化性溃疡、腮腺炎或药物并发症等。

10.其他　少见因素有十二指肠球后穿透性溃疡、胃部手术后输入袢综合征、邻近十二指肠大乳头的十二指肠憩室炎、血管性疾病、肾或心脏移植术后及遗传因素等。

胰腺炎病因很多，多数可找到致病因素，但仍有 5%～25% 的急性胰腺炎病因不明，称之为特发性胰腺炎。

(二)急性胰腺炎的发病机制

目前，急性胰腺炎的确切发病机制还不太明了，但根据大量的临床观察和实验资料，专家指出，其发病机制主要有：

1.胰管内的反流或阻塞造成管内压力增高。

2.胰腺外分泌旺盛。

3.胰腺血液供应不足。

关于此发病机制在学术界有一个观点已达成共识，那就是急性胰腺炎的发病，不能用单一的因素来解释。

(三)重症胰腺炎的临床表现及基本的实验室检查

1.严重的上腹部疼痛　腹痛是重症急性胰腺炎的主要临床表现之一，持续时间长,平卧时不能缓解。如有渗出液扩散入腹腔内可致全腹痛。但有少数患者,特别是年老体弱者无腹痛或仅有轻微腹痛,对于这种无痛性重症急性胰腺炎更应特别警惕,易漏诊。

2.黄疸、腹胀、恶心、呕吐和便秘　若黄疸呈进行性加重,应考虑有重症急性胰腺炎的可能。

3.血压下降,体温低,四肢冷等休克现象　重症急性胰腺炎常有不同程度的低血压或休克,有的患者休克逐渐出现,也可突然发生,在夜间发生胰源性猝死,或突然发生休克致死的情况也时有发生。部分患者有心律失常、心肌损害、心力衰竭等。

4.呼吸异常甚至呼吸衰竭　SAP 的早期有呼吸加快,但无明显痛苦,查体时胸部体征不多,较易被忽视。若不及时治疗,可发展为急性呼吸窘迫综合征。

5.高热　急性胰腺炎感染期,可演变为败血症或真菌感染,大多患者表现有寒战、高热。

6.神志的改变　重症急性胰腺炎可并发胰性脑病,患者可表现为反应迟钝、谵妄,甚至
昏迷。

7.消化道出血　该病发病时常伴发呕血或便血。

8.腹水　合并腹水者几乎都是重症急性胰腺炎,腹水呈血性或脓性,腹水中淀粉酶常升高。

9.脐周及腰部皮肤表现　部分患者的脐周或腰部皮肤可出现蓝紫色瘀斑,提示腹腔内
出现出血坏死及血性腹水。脐周出现蓝紫色瘀斑者称为 Cullen 征,腰部皮肤出现蓝紫色斑者则称为 Grey-Turner 征。

10.皮肤黏膜出血　SAP 的患者此时血液可呈高凝状态,皮肤黏膜有出血倾向,并常有血栓形成和局部循环障碍,严重者可出现弥散性血管内凝血(DIC)。

11.血、尿淀粉酶　一般重症胰腺炎患者的血、尿淀粉酶升高为正常,若在升高的基础上又突然明显降低,常提示预后不良。此外,尚有 10% 的患者在整个病程中血清淀粉酶始终正常。若出现病情严重程度与淀粉酶升高幅度不成正比,应重视并采取相应处理。

12.腹部 X 线摄片　若可见十二指肠或小肠节段性扩张或右侧横结肠段充气梗阻,则常提示有腹膜炎及肠麻痹的存在。

13.B 超、CT　B 超检查可发现胰腺明显肿大、不规则、边缘模糊、回声增强、不

均匀等异常,有小片状低回声区或无回声区。CT 是诊断重症急性胰腺炎的重要手段,其准确率高达 70%～80%。可见肾周围区消失、网膜脂肪和网膜囊变性、密度增厚、胸腔积液、腹水等病变。

(四)SAP 的常见治疗方法

一般情况下,重症急性胰腺炎的诊治工作都是在重症监护病房中进行,并采取积极有效的措施阻止病情的进一步恶化,尽力挽救患者的生命。主要治疗措施包括禁食,胃肠减压,止痛,补充水、电解质,纠正酸碱平衡失调等。

1.解痉镇痛　重症急性胰腺炎时腹痛可增加胰腺的分泌,使已存在的胰管或胆管内高压进一步加重。剧烈的腹痛还可引起或加重休克状态,甚至导致猝死,因此迅速有效的缓解腹痛意义重大。

2.液体复苏。

3.胰酶抑制剂。

4.抗生素预防和治疗感染。

5.生长抑素　对改善重症急性胰腺炎的临床症状、减少并发症、降低病死率、缩短住院时间有很大作用。

6.腹腔灌洗　属于非手术疗法,是抢救患重症急性胰腺炎者生命的重要措施,此措施对缓解症状、控制感染和治疗多系统器官衰竭等严重并发症有良好的疗效。

7.持续血液净化治疗的适应证

(1)SAP 伴急性肾衰竭,或每小时尿量≤0.5ml/kg。

(2)SAP 早期伴 2 个或 2 个以上器官功能障碍者。

(3)SAP 早期高热(39℃以上)、伴心动过速、呼吸急促,经一般处理效果不明显者。

(4)SAP 伴严重水电解质紊乱。

(5)SAP 伴胰性脑病者或毒性症状明显者。此时医生应采高容量连续性静脉静脉血液滤过(CVVH)(每小时 4L)为患者进行治疗。

8.机械通气和氧疗。

9.中药治疗　在早期临床上一般应用如大承气汤等中药鼻饲或灌肠,对多系统器官衰竭有一定的预防作用。

10.CT 引导下经皮导管引流术　这是一种可避免手术高风险的非手术治疗的方法。此法治疗感染性重症急性胰腺炎安全有效。目前也采用经 B 超引导下进行经皮穿刺引流,这种方法可能更为实用。

11.营养支持　在临床上,我们医护人员都一直贯彻着"如果患者肠道有功能,就应使用肠道"的原则。但对于那些无法早期应用肠道营养的重症急性胰腺炎患者,早期行全肠外营养是十分必要的。

12.手术治疗。

(五)相应护理诊断及问题

1.疼痛　与胰腺脓肿导致的腹痛有关。

2.气体交换受损　与肺水肿、呼吸和血灌注不足等有关。

3.心输出量减少　与脓肿和血管内的血容量减少有关。

4.组织灌注不足　与脓肿和全身炎性反应有关。

5.体液不足　与血容量不足和大量腹水有关。

6.营养失调:低于机体需要量　与代谢增加且因疾病不能进食有关。

7.皮肤完整性受损　与营养不良、组织间积水、患者长期卧床有关。

8.有感染的危险　与免疫力下降、胰腺坏死及大量有创性操作等有关。

(六)护理要点

1.心理护理　重症胰腺炎患者病情危重,进展快,患者及家属均感到极度恐慌。最重要的是,该病病程较长、治疗费用高、且易反复,患者及家属都易产生悲观消极情绪,甚至产生放弃治疗的想法。所以,医护人员应与患者及家属多多沟通,耐心细致地为其讲解有关疾病的知识和治疗方法,使其积极配合治疗和护理,树立战胜疾病的信心。

2.预防肠麻痹,行胃肠减压。

3.病情观察及护理　密切观察患者各项生命体征、尿量、意识及腹部体征。重症胰腺炎患者可在数日内出现严重并发症,病死率极高,临床上必须加强早期对各脏器功能的监测,竭尽所能避免多系统器官衰竭。治疗期间,如果体温仍持续在38.5℃以上,应警惕胰腺周围可能感染;心率由120次/分以上逐步转为40次/分以下、呼吸由急促逐步变为深慢,应警惕心包积水、胸腔积水及 ARDS 的可能;若患者大量呕吐,则应密切监测呕吐的状况,监测电解质、胰淀粉酶、血糖及血红素的变化;当补液及有效循环血容量正常,而每小时尿量<20ml 时,应警惕急性肾衰竭的可能;经积极的保守治疗后患者仍出现腹痛加剧、腹膜炎体征明显,烦躁,继之表情淡漠甚至意识障碍、谵妄、昏迷等,应警惕胰性脑病的发生。此外,还要定时测量患者动脉血的酸碱度、血钙、血钠、血钾,适当地补充血钙、血钠和血钾的损失,并及时降低高血糖的征象。

因此,这就要求护士必须严密观察病情,提供及时动态的临床资料,这才会使医生作出及时正确的治疗方案,同时更要积极做好术前的准备工作。

4.减少胰腺的分泌　如：嘱患者卧床休息、禁食、减少呕吐、使用一些药物,如生长抑素或奥曲肽等以减少胰腺的分泌。

5.可给予抗酸剂减少胃酸的分泌。

6.疼痛的护理　密切观察并询问患者腹痛的具体位置、性质、程度、范围及持续时间。安慰并耐心告知患者,让患者了解腹痛是本病的一个症状,治疗后会逐渐缓解。并教会患者学会放松的技巧,或播放音乐、影音资料等分散其注意力,也可协助患者处于膝胸卧位,即膝盖弯曲、靠近胸部以减轻疼痛。必要时报告医生,遵照医嘱合理使用解痉药或止痛药。

7.补液的护理　密切观察患者生命体征、意识状态、皮肤黏膜和色泽情况;准确记录 24 小时出入液量和水、电解质失衡状况;留置中心静脉导管、检测中心静脉压的变化,将血压与中心静脉压结合补液。抗休克时,应建立多条静脉通道迅速进行补液、纠酸、扩容,以维持水电解质及酸碱平衡,并注意观察患者尿量、心律、脉搏、呼吸状态、血氧值、面色及皮肤状态的变化等。必要时可使用肾上腺素。

虽补液时需要补充大量液体,预防和治疗休克,但一定注意避免短期内大量液体的输入,需持续均匀滴注。

8.营养支持护理　患者禁食时间较长,机体处于高分解状态,同时有大量消化液的丢失,易出现负氮平衡。合理有效的营养支持是挽救患者生命和提高疗效的关键。若患者可采用肠道营养途径时,尽可能采用肠道营养;若疾病不允许使用肠道营养,尽量采用中心静脉的单侧路输注肠外营养液,一定不能与抗生素一同输注;如果从周围静脉输注,静脉滴注速度宜慢,应从远心端开始选择血管,禁止在同一血管连续输液,密切观察穿刺部位皮肤血管情况,待肠道功能恢复 3 天后尽早应用肠道营养,也可从空肠造瘘管注入营养液。

9.维持正常的气体交换

(1)监测患者的血氧数值、呼吸频率、呼吸能力等。

(2)可给予面罩或鼻导管辅助给氧。

(3)若患者吸氧后呼吸困难仍得不到缓解,则应立即通知医生使用无创性呼吸机;如果此时患者意识发生突变,护士要立即协助医生行气管切开或气管插管术,用呼吸机辅助呼吸。

(4)如患者达到脱呼吸机指标,一定要按照顺序连接好吸氧装置后再撤离呼吸机;观察患者自行呼吸良好,能自主咳痰才可拔除气管插管。并在拔管后应使用大量的雾化促进患者气道内分泌物的排出。

10.引流管的护理　引流不畅使坏死组织及脓液不能引出,加重腹腔感染,并可能出现腹胀、伤口裂开等并发症。因此,要随时观察并保持腹腔引流管通畅,采用负压引流袋或冲洗引流,尽可能地引流出全部灌注液,同时记录每天引流吸出液的色、质和量。严格掌握拔管指征:

(1)体温正常且稳定。

(2)周围血象正常。

(3)引流量每日少于 5ml。

(4)经腹腔 B 超或 CT 检查后无脓腔形成。

过早地停止灌洗和拔管可诱发胰腺、腹腔残余病灶的再感染,导致病情复发。

11.健康教育　帮助患者及家属正确认识胰腺炎发病特质,强调预防复发的重要性。告知患者出院后 4~6 周,可适当运动但避免过重和过度劳累。减少刺激避免情绪激动,保持好心情和良好的精神状态。指导患者要合理饮食,进食清淡易消化的食物,限制摄入酒、浓茶、咖啡及酸辣刺激性食物,切勿暴饮暴食,戒烟酒,避免使用磺胺类、解热镇痛药、免疫抑制剂及抗胆碱杀虫剂等,积极预防和治疗胆道疾病,同时需要定期门诊复查。

第八节　甲状腺危象

一、定义

甲状腺危象是指甲状腺功能亢进未能得到及时有效控制,在某种诱因作用下病情急剧恶化,危及生命的一种状态。本病不常见,但病死率很高。女性多于男性,男:女为 1:4~1:8。

二、常见诱因

1.急性感染。

2.各种外科手术。

3.神经、精神等受外界因素的刺激。

4.放射性核素^{131}I 治疗中少数可出现危象。

5.挤压甲状腺过度。

6.突然停用抗甲状腺药物。

7.洋地黄中毒。

8.糖尿病酮症酸中毒。

9.急性心肌(或其他内脏)梗死。

10.少数甲亢病情严重者通常找不到诱因。

三、发病机制

详细机制目前还不明了,但较多学者认为可能与以下因素有关:

1.单位时间内甲状腺激素合成分泌过多,或行甲状腺手术时挤压甲状腺,甲状腺素大量释放入循环血中。

2.感染等应激情况使血液中游离的甲状腺激素增加。

3.肾上腺皮质功能减退:甲亢患者糖皮质激素代谢加速,肾上腺皮质负担过重,持续时间过久,其功能低下,甚至衰竭。用糖皮质激素治疗有效,故推测甲状腺危象的发生与肾上腺皮质功能减退有关。

4.机体对甲状腺激素反应的改变:由于受某些因素影响,甲亢患者各系统的脏器及周围组织对过多的甲状腺激素适应能力减低,而临床上所检测出的血中甲状腺激素可能不升高。所以通过大量的临床资料以及一些患者死后尸检所得结果等,临床专家及学者均支持这种看法。

5.甲状腺素(T_4)在肝中清除降低:手术前后和其他的非甲状腺疾病的存在,可导致患者机体摄入热量的减少,这样就可能引起 T_4 清除的减少。有研究表明,机体受感染时常伴发50%以上的 T_4 清除减少,而这些恰恰都能使血中的甲状腺素含量增加。

四、临床表现

1.典型的甲状腺危象

(1)高热:体温急骤升高,高热常在39℃以上,且患者大汗,虚弱,疲乏,皮肤潮红;继而可汗闭,皮肤苍白和脱水。舌头、眼睑震颤。使用一般解热措施无效。

(2)心血管系统:患者出现心悸,心动过速,超过160次/分;且脉压明显增大,血压升高;患者易出现各种快速心律失常,其中以期前收缩及心房颤动最为多见。另外,较常见的也有心脏增大甚至发生心力衰竭。不少老年人仅有心脏异常尤以心律失常为突出表现。若患者出现血压下降,心音减弱及心率慢,说明患者心血管处于严重失代偿状态,预示已发生心源性休克。

(3)消化系统:食欲极差,体重减轻。恶心,频繁呕吐,腹痛、腹泻明显。有些老年人以消化系症状为突出表现。

(4)中枢神经系统:患者通常会出现精神障碍、烦躁焦虑、嗜睡,谵妄,最后陷入昏迷。

(5)呼吸系统:潮气量减少,呼吸困难,甚至衰竭。

(6)血液系统:脾大,恶性贫血。

(7)老年人甲状腺危象:常表现为极度软弱、厌食、消瘦、心动过缓、昏睡、全身衰竭,甚至死亡。

2.先兆危象 由于危象期病死率很高,常死于休克、心力衰竭,为及时抢救患者,临床提出危象前期或先兆危象的诊断。先兆危象是指:

(1)体温在 38~39℃ 之间。

(2)心率在 120~159 次/分,也可有心律失常。

(3)食欲减退,恶心,大便次数增多,多汗。

(4)焦虑、烦躁不安,危象预感。

3.不典型甲状腺危象 不典型甲亢或原有全身衰竭、恶液质的患者,在危象发生时常无上述典型表现,可只有下列某一系统表现,例如:

(1)心血管系统:心房颤动等严重心律失常或心力衰竭。

(2)消化系统:恶心、呕吐腹泻、黄疸。

(3)精神神经系统:精神病或反应迟钝、淡漠、木僵、极度衰弱、嗜睡,甚至昏迷。

(4)体温过低,皮肤干燥无汗。

4.主要的并发症 心力衰竭、休克等。

五、对症支持治疗

1.吸氧 依患者呼吸情况而定。

2.镇静剂的应用 患者异常烦躁时,可地西泮 10mg 静脉注射,或苯巴比妥 0.1mg 肌内注射,或 10% 水合氯醛 10~15ml,保留灌肠,以上 3 种药可交替使用。

3.积极降温 冰袋、乙醇溶液擦浴、冷 0.9% 氯化钠溶液保留灌肠。一定要注意,禁用水杨酸类退热,因其可与甲状腺激素竞争载体蛋白,使血中游离的三碘甲腺原氨酸(T_3)、T_4 增加,从而加重病情。

4.纠正水电解质紊乱 因患者大量腹泻、出汗,可能出现脱水、低钾血症、低钠血症、酸中毒等情况。故临床上常静脉注射 5% 葡萄糖或加入少量浓钠的 0.9% 氯化钠溶液，在 24 小时内可输入 2000～3000ml，以及适当补钾。

5.快速抑制 T_3、T_4 合成　丙硫氧嘧啶，首剂 100～200mg 口服，以后每次 100～200mg，每 4～6 小时一次；或甲巯咪唑（他巴唑）首剂 60mg 口服，以后每次 20mg，3 次/天。待危象消除改用常规剂量。

6.阻止甲状腺激素的释放　服用上述抗甲亢药后 1～2 小时，用复方碘溶液首剂 10～30 滴，以后 5～10 滴，3 次/天，或用碘化钠 0.5～1.0g 加入 5% 葡萄糖盐水 500～1000ml 中，静脉滴注 12～24 小时，病情好转，危象消除即停用。

7.降低周围组织对甲状腺素反应　可用 β-肾上腺素能受体阻滞剂，如普萘洛尔（心得安）20～30mg，每 8 小时一次；或美托洛尔 50～100mg，每 8 小时一次。危象消除后改成常规维持量。

8.拮抗应激　降低机体反应，减轻甲状腺素的毒性作用，可每日用氢化可的松 100～200mg 或地塞米松 10～20mg，待危象解除后停用或仅用地塞米松 0.75mg，3 次/天，维持数日后逐渐停用。

9.如有感染，应使用抗生素控制感染。

10.心力衰竭　使用洋地黄，利尿剂治疗，并同时给氧。

11.监测肝功能　甲亢和抗甲状腺药物都会对肝功能造成不同程度的损伤。

12.如果以上治疗均无效，则提倡使用腹膜透析或药用炭血液透析法进行治疗。

六、护理重点

1.基础护理

(1)安置患者于安静、清爽、舒适、室温偏低的环境中，绝对卧床休息，避免一切不良刺激。对烦躁不安者，可遵医嘱给予适量镇静剂以促进睡眠。

(2)甲状腺危象时代谢率高，患者常大汗淋漓，潮湿的衣服可增加患者的烦躁与不适。护士应予以理解和关心，协助患者勤更衣，保持干燥舒适，病房应通风良好，室温保持在 20℃ 左右，以减少出汗。指导患者多喝水以补充丢失的水分，但要避免饮浓茶、咖啡、酒等兴奋性饮料。协助患者擦浴，更换轻便、宽松、干爽的衣服。

2.心理护理　由于甲亢的患者在一般情况下，中枢神经系统都会处于兴奋状态，患者多表现极度烦躁、失眠、紧张、焦虑。护士应耐心、细心地与患者沟通，不可激惹患者。还应积极地与家属沟通，取得家属的支持与配合，杜绝各种可能刺激患者的信息,使患者保持愉快心情。

3.专科护理

(1)密切观察各项生命体征:如心律、血压、血氧饱和度、脉率、体温、中心静脉压、呼吸、尿量等。还应观察患者甲状腺是否肿大,眼球是否突出等。

(2)监测体液及电解质平衡情况:准确地记录液体的出入量。

(3)适当降温:使用冰毯、冰帽、温水擦浴等方法使患者降温。

(4)保持呼吸道通畅:可将床头抬高,以利于呼吸;给氧;必要时可协助医生行气管插管或切开呼吸机辅助呼吸。

(5)维持足够的营养:注意呕吐、腹泻情况。提供高热量、高蛋白、高糖类和富含维生素的食物,并少食多餐。

(6)监测精神状态:保持环境温湿度适宜、安静舒适。若患者出现抽搐,应加强保护性措施,给予安慰和支持,必要时可通知医生适当镇静。

4.健康教育　甲状腺危象期的病死率高,这与并发症的存在与否、处理得当和及时与否有密切关系。因此,强调预防、健康教育十分重要。

(1)向患者及家属介绍甲状腺危象的常见诱因,预防感染、避免精神刺激、过度劳累,对重症甲亢患者或甲亢患者有上述危象诱因存在时,应警惕甲状腺危象的发生。

(2)专科护理配合

1)药物治疗的配合:告诉患者注意观察和监测抗甲状腺药物治疗甲亢的主要不良反应,如骨髓抑制所致的白细胞减少、急性粒细胞缺乏,肝功能损害,皮肤过敏等。

2)外科手术前的准备与配合:甲亢患者需做择期手术者,应酌情应用抗甲状腺药物治疗 2~3 个月,使甲亢症状得到控制,心率维持正常,血清游离 $T_3(FT_3)$、游离 $T_4(FT_4)$ 降至正常,手术前服用复方碘溶液 2~3 周;对急症手术来不及使甲亢得以较好控制的患者,可用普萘洛尔及大剂量碘溶液做术前准备,手术后尽快使用抗甲状腺药物,并密切观察病情变化。

3)放射性碘治疗的配合:宜先用抗甲状腺药物使患者症状控制后再改用放射性碘治疗。由于放射性碘治疗显效较慢,甲亢病情严重者,应在未显效期间暂时用药物治疗甲亢,以防止在显效前出现甲状腺危象,并密切观察病情变化。

(3)饮食护理配合:患者宜采用高蛋白、高热量、高维生素、低碘、低纤维素的饮食,避免进食辣椒、芥末等辛辣的调味刺激品,禁饮浓茶、咖啡等兴奋性饮料。

(4)定期复查:在病程中,如病情发生异常变化时应随时就诊。

随着诊断技术的发展及治疗方法的改进,甲状腺危象已很少见了,且预后也明显改善;但如发现晚,处理不当,仍可导致死亡,其病死率仍高达 20%～50%。因此,预防危象的发生、早期诊断及早期治疗和护理有很重要的意义。

第九节　糖尿病酮症酸中毒

一、定义

糖尿病酮症酸中毒(DKA)是糖尿病最常见的急性并发症之一,是体内胰岛素严重缺乏引起的高血糖、高血酮、酸中毒的一组临床综合征。最常发生于 Ⅰ 型糖尿病患者,2 型糖尿病患者在某些情况下亦可发生。本症主要是由于糖代谢紊乱,体内酮体产生过多,导致血中 HCO_3^- 浓度减少,失代偿时,则血液 pH 下降,引起酸中毒症。

据国外专家统计,本病的发病率约占住院患者 Ⅰ 型糖尿病患者的 14%,国内为 14.6%。随着糖尿病知识的普及和胰岛素的广泛应用,DKA 的发病率已明显下降。

二、常见诱因

1.感染:呼吸道感染最为常见,如肺炎、肺结核等;泌尿系统感染,如急性肾盂肾炎、膀胱炎等;此外还有阑尾炎、腹膜炎、盆腔炎等。

2.未得到有效控制的糖尿病。

3.未被诊断治疗的 1 型糖尿病患者。

4.急性心肌梗死、心力衰竭、脑血管意外、外伤、手术、麻醉及严重的精神刺激。

5.妊娠尤其在妊娠后半阶段,孕妇对胰岛素的需求显著增加,有诱发酮症,甚至酮症酸中毒的可能。

6.其他:某些疾病如库欣病、肢端肥大症、胰升糖素瘤,某些药物如糖皮质激素的应用等。

三、发病机制

1.激素异常　由于多激素的异常,破坏了激素分泌的动态平衡,脂肪代谢紊乱,出现了以高血糖、高血酮、代谢性酸中毒等为特征的 DKA。这种观点近年来被国内外学者普遍接受。

2.代谢紊乱　在生理状态下,体内的糖、脂肪、血酮、电解质、水等物质的代谢保持着动态平衡状态,胰岛素作为一种储能激素,在代谢中起着促进合成、抑制分解的作用。当胰岛素分泌绝对或相对不足时,拮抗胰岛素的激素绝对或相对增多,而促进了体内的代谢分解,抑制合成,使得葡萄糖代谢紊乱,脂肪和蛋白质的分解加速,合成受抑,酮体生成增多,最终导致 DKA。

四、临床表现

1.初期　患者常感到口渴、尿多,烦躁不安、头痛、乏力、恶心、呕吐、食欲减退,也有少部分患者表现为无腹肌紧张的全腹不固定疼痛。

2.后期　患者则可能出现精神委靡或烦躁、神志渐恍惚,嗜睡,甚至严重者可出现休克、酸中毒、抽搐、昏迷;严重酸中毒时出现深而规则的大呼吸,无呼吸困难感,但呼气有烂苹果味。脱水程度不一,皮肤湿冷且弹性差,脉快,心律失常,双眼球凹陷,电解质不平衡,血压低或偏低。临床上通常将患者舌干的程度定为其脱水程度估计的重要而敏感的体征。

五、治疗

主要的指导思想是:尽快补液以恢复血容量,纠正失水状态,降低血糖,纠正电解质及酸碱平衡失调,同时积极寻找和消除诱因,尽量防治并发症,降低病死率。

1.补液　为重症 DKA 首要治疗措施,既有利于脱水的纠正,也有助于酮体的消除和血糖的下降。

(1)补液总量:一般按患者体重(kg)的 10% 估算,成人 DKA 一般失水 4～6L。

(2)补液种类:开始应以 0.9%氯化钠溶液为主,起始输液时若血糖未严重升高或经治疗血糖下降至 13.9mmol/L 后,应输入 5%葡萄糖或糖盐水、糖胰岛素液以消除酮体。

（3）补液速度：遵守"先快后慢"原则。前 4 小时输入总失水量的 1/3～1/2，在前 12 小时内输入量为 4000ml 左右，达输液总量的 2/3。其余部分在 24～28 小时内补足。

2.胰岛素治疗　小剂量胰岛素疗法，输注胰岛素每小时 0.1U/kg，血中浓度可达 120μU/ml，该浓度可有效地降低血糖，也能对酮体生成产生最大的抑制效应，用药过程中要严密监测血糖和患者的基本生病体征，尤其是对合并感染或原有胰岛素抵抗的患者。

3.纠正电解质及酸碱平衡失调　通常在经过输液和胰岛素治疗后，酮体水平下降，酸中毒可自行纠正，一般不必补碱。若需要补碱，也不宜过多过快，一般采用等渗碳酸氢钠溶液。

根据血钾和尿量情况补钾：治疗前血钾低于正常，每小时尿量＞40ml，应立即开始补钾，临床上习惯在前 2～4 小时通过静脉输液每小时补钾约 13～20mmol/L；在酸中毒纠正后，血钾值仍有继续降低的可能，所以即使血钾正常，也应立即开始补钾；血钾正常，尿量每小时小于 30ml 时，暂缓补钾，待尿量增加后再开始补钾；若血钾高于正常，暂缓补钾。治疗过程中密切监测血钾值和尿量，以调整补钾的量及速度。病情恢复后仍应继续口服钾盐数天。

4.针对感染、心衰、心律失常等进行对症治疗

（1）治疗中胰岛素剂量使用较大，易造成血糖下降速度过快，导致血浆渗透压骤然降低，造成细胞水肿，不利于细胞功能恢复。

（2）密切观察治疗中的病情变化，定时检测生命指标、血糖、渗透压、CO_2 结合力的变化，并及时进行有效的处理。

（3）患者昏迷期要加强临床护理。防治并发症并防止意外的发生。

（4）根据患者的全身状况与血象，适时给予抗感染治疗。

六、护理重点

1.应绝对卧床休息　立即配合抢救治疗，通过补液改善循环血容量和组织灌注，纠正脱水状态是抢救 DKA 成功的关键，应快速建立两条静脉通道，纠正水、电解质及酸、碱平衡失调，纠正酮症症状。

遵医嘱补液：先用等渗盐水溶液迅速补液。当血糖下降接近 15mmol/L 时，输液可改为 0.25％葡萄糖液及 0.45％低张氯化钠溶液。

2.及时、准确应用胰岛素　密切观察胰岛素的进入量，遵循每小时每千克体重

0.1U 的原则,临床上已普遍使用注射泵较精确地输入胰岛素。在配制的过程中必须用胰岛素注射器抽取,以确保剂量准确;并且应注意胰岛素的类型,用人胰岛素如优泌林或诺和灵时,只有短效常规型能够用于静脉注射,而中效、混合型只能用于皮下注射,这是在临床上容易被忽略的地方。

3.**严密观察生命体征并记录**　因病情重,应及时观察早期变化,以利于采取紧急措施进行抢救。严密观察瞳孔的大小、呼吸的频率和节律,做好血糖、尿糖、血酮体、尿酮体的监测和记录,定时测定电解质、血气分析等各项指标,记录 24 小时出入液量,严密观察有无低血糖症状,严防低血糖发生。

4.**防治并发症**

(1)感染:因感染是本病的诱因及并发症,所以,应积极地寻找感染源,防治感染。密切观察患者的体温、白细胞计数、静脉穿刺部位和尿及痰的色、质、量等,如有感染应立即报告医生并遵医嘱给予抗生素。

(2)心力衰竭:心律失常年老合并冠状动脉病变,应注意预防因补液过多导致心力衰竭和肺水肿。

(3)脑水肿:初期快速、大量的输液能导致水从细胞外转移到细胞内而形成脑水肿,故临床上通常用输液泵来精确输液的速率。护士应密切评估患者是否出现神经或知觉功能下降的症状,如意识状态改变、疼痛不敏感、抽搐等,应立即报告并协助医生进行抢救。

5.**做好口腔护理和皮肤护理**　尤其是昏迷患者,要防止口腔炎症的发生,及时清除口、鼻腔分泌物,以免协助患者翻身时,分泌物逆流入气道或肺内,造成患者呛咳或促进坠积性肺炎的形成。

6.**饮食护理**　DKA 患者应鼓励其多喝水,每天所需的总热量应根据患者的标准体重和劳动强度来计算,按脂肪、蛋白质、碳水化合物的适当比例及患者的口味制订不同食谱,早餐 1/5、中餐 2/5、晚餐 2/5 的热量提供,若昏迷患者不能自主进食,可留置胃管,鼻饲流质饮食。

7.**心理护理**　患者血糖波动受情绪很大的影响,所以保持患者心情愉快,有助于控制血糖。护理工作中要多安慰患者,鼓励其树立信心,经常对其及家属进行糖尿病教育,使患者尽量多掌握关于糖尿病的知识,从而避免并发症的发生,提高生活质量。

第十节　弥散性血管内凝血

一、概述

弥散性血管内凝血(DIC)是一种综合征,不是一种独立的疾病。是在各种致病因素的作用下,在毛细血管、小动脉、小静脉内广泛纤维蛋白沉积和血小板聚集,形成广泛的微血栓,导致循环功能和其他内脏功能障碍,消耗性凝血病,继发性纤维蛋白溶解,产生休克、出血、栓塞、溶血等临床表现。

DIC患者发病的严重程度不一,有的患者临床症状十分轻微,体征也不是很明显;而急性DIC在ICU病房中的发病率较高,或一般都会运送患者到ICU中进行抢救。DIC起病急、病情危重且进展快、预后差,病死率高达50%～60%,临床上应做到早诊断、早处理。

二、常见病因及发病机制

造成DIC的病因很多。根据资料分析,在中国以感染最常见,恶性肿瘤(包括急性白血病)次之,两者占病因的2/3。而国外报告中则以恶性肿瘤,尤其是有转移病变的占首位。DIC发病的常见病因也有广泛组织创伤、体外循环及产科意外。

1.血管内皮损伤和组织创伤

(1)感染各种严重的细菌感染:如金黄色葡萄球菌、革兰阴性杆菌、中毒性菌痢、伤寒等均可导致DIC。

(2)抗原-抗体复合物的形成:如移植物排斥反应、系统性红斑狼疮或其他免疫性疾病,各种免疫反应及免疫性疾病都能损伤血管内皮细胞,激活补体,也能引起血小板聚集及释放反应,激活凝血机制。

(3)其他:如酸中毒、体温升高、休克或持续性缺氧、低血压等均可损伤血管壁内皮细胞。

2.红细胞大量破坏,血小板活化,白细胞激活或破坏可加速凝血反应。

3.大量促凝物质进入血液循环:常见于如羊水栓塞、胎盘早期剥离、死胎滞留等病例的产科意外。如严重烧伤、广泛性外科手术、挤压综合征、毒蛇咬伤等严重创伤也是常见的DIC病因,均可由受损的组织中释放出大量组织因子进入血液,促发凝血。此外,化疗及放疗杀灭肿瘤细胞释放出其中的促凝物质,更容易导致 DIC 的发生。

4.凝血系统最先被过度激活,血液中凝血酶大量形成,加上多种细胞因子的作用,导致 DIC 早期以血液凝固性升高为主,出现广泛的微血栓形成。

5.广泛的微血栓形成必然消耗大量的凝血因子和血小板,加上续发性纤溶功能亢进,从而使血液由高凝状态进入低凝状态,纤维蛋白原裂解,出现多部位出血。

三、影响 DIC 发生发展的因素

1.单核吞噬细胞系统受损　全身性 Shwartzman 反应:第一次注入小剂量脂多糖,使单核吞噬细胞系统封闭,第二次注入脂多糖易引起休克。

2.血液凝固的调控异常　抗凝机制:以蛋白酶 C 为主体的蛋白酶类凝血抑制机制;以抗凝血酶Ⅲ为主的蛋白酶抑制物类凝血抑制机制。

3.肝功能障碍　肝功能严重障碍可使凝血、抗凝、纤溶过程失调。

4.血液的高凝状态　如妊娠妇女、酸中毒以及抗磷脂抗体综合征。

5.微循环障碍　血流缓慢和产生旋涡时,被激活的凝血因子和凝血酶能在局部达到凝血过程所必需的浓度;血流缓慢导致血液氧分压降低和酸性代谢产物滞留,可以损伤血管内皮细胞,触发凝血。

6.纤溶抑制剂使用不当也可导致 DIC 的发生。

四、临床表现

1.DIC 的分期和发展过程

(1)高凝期:各种病因导致凝血系统被激活,凝血酶生成增多,微血栓大量形成,血液处于高凝状态,仅在抽血时凝固性增高,多见于慢性型、亚急性型,急性型不明显。

(2)消耗性低凝期:凝血酶和微血栓的形成使凝血因子和血小板因大量消耗而减少,同时因继发性纤溶系统功能增强,血液处于低凝状态,因而此时出血症状明显。

(3)继发性纤溶亢进期:凝血酶及凝血因子Ⅻa 等激活了纤溶系统,使大量的纤溶酶原变成纤溶酶,再加上 FDP 形成,使纤溶和抗凝作用大大增强,故此期出血十分明显。

2.DIC 的分型及各型的特点　　根据 DIC 发病的快慢和病程长短可分为 3 型，主要和致病因素的作用方式、强度与持续时间长短有关。

（1）急性型

1）突发性起病，一般持续数小时或数天。

2）病情凶险，可呈暴发型。

3）出血倾向严重。

4）常伴有休克。

5）常见于暴发型流脑、流行型出血热、病理产科、败血症等。

（2）亚急性型

1）急性起病，在数天或数周内发病。

2）进展较缓慢，常见于恶性疾病，如急性白血病（特别是早幼粒细胞白血病）、肿瘤转移、主动脉弓动脉瘤、死胎滞留及局部血栓形成等。

（3）慢性型：临床上少见。

1）起病缓慢。

2）病程可达数月或数年。

3）高凝期明显，出血不重，可仅有瘀点或瘀斑。

4）常见于恶性肿瘤、胶原病、慢性溶血性贫血、巨大血管瘤等疾病。

3.常见临床表现　　DIC 的发病原因虽然不同，但其临床表现均相似，除原发病的征象外，主要有出血、休克、栓塞及溶血四方面的表现。

DIC 的临床表现主要为出血，多脏器功能障碍，休克和贫血。其中最常见者为出血。

（1）出血：DIC 患者约有 70％～80％以程度不同的出血为初发症状，如紫癜、血疱、皮下血肿、采血部位出血、手术创面出血、外伤性出血和内脏出血等。DIC 引起的出血特点为：

1）突然出现是 DIC 最早的临床表现。

2）多部位严重出血倾向是 DIC 的特征性表现。

3）出血的原因不易用原发病或原发病当时的病情来解释。

4）常合并休克、栓塞、溶血等 DIC 的其他表现。

5）常规止血药治疗效果欠佳，往往需要肝素抗凝、补充凝血因子、血小板等综合治疗。

（2）休克：DIC 病理过程中有许多因素与引起休克有关。

1）出血可影响血容量。

2)微血栓形成,使回心血量减少。

3)DIC 时可通过激活激肽和补体系统产生血管活性介质如激肽和组胺,使外周阻力降低,引起血压下降;也可引起肾上腺素能神经兴奋。

4)心功能降低。

除心内微血栓形成直接影响心泵功能外,肺内微血栓形成导致肺动脉高压,增加右心后负荷;DIC 时因组织器官缺血、缺氧可引起代谢性酸中毒,酸中毒可使心肌舒缩功能发生障碍。于是,血容量减少、回心血量降低、心功能降低和心输出量减少,加上血管扩张和外周阻力降低,则血压可明显降低。

DIC 引起的休克特点:①突然出现或与病情不符;②伴有严重广泛的出血及四肢末梢的发绀;③有多器官功能不全综合征出现;④对休克的综合治疗缺乏反应,病死率高。

(3)微血管病性溶血性贫血:DIC 时红细胞可被阻留于微血管内。当红细胞受血流冲击、挤压,引起对红细胞的机械性损伤,因而在循环中出现各种形态特殊的变形红细胞或呈盔形、星形、多角形、小球形等不同形态的红细胞碎片,称为裂细胞。这些红细胞及细胞碎片的脆性明显增高,很易破裂发生溶血。DIC 早期溶血较轻,不易察觉,后期易于在外周血发现各种具特殊形态的红细胞畸形。外周血破碎红细胞数大于 2% 对 DIC 有辅助诊断意义,这种红细胞在微血管内大量破坏引起的贫血称为微血管病性溶血性贫血。

(4)多器官功能障碍综合征(MODS):由于 DIC 发生的原因和受累脏器及各脏器中形成微血栓的严重程度不同,故不同器官系统发生代谢与功能障碍或缺血性坏死的程度也可不同,受累严重者可导致脏器功能不全甚至衰竭。MODS 常是DIC 引起死亡的重要原因。临床上常见器官功能障碍的表现:

1)肾脏:严重时可导致双侧肾皮质坏死及急性肾衰竭。

2)肺:出现肺出血、呼吸困难和呼衰。

3)肝脏:黄疸和肝功能衰竭。

4)消化道:呕吐、腹泻和消化道出血。

5)肾上腺:出血性肾上腺综合征(沃-弗综合征)。

6)垂体:希恩综合征。

7)神经系统:神志改变。

8)心血管:休克。

五、治疗

由于 DIC 的病情严重,发展迅速,病势凶险,必须积极抢救,否则病情发展为不可逆性。原发病与 DIC 两者互为因果,治疗中必须严密观察临床表现及实验室化验结果的变化,做到同时兼顾。

1.消除病因及原发病的治疗　治疗原发病是治疗 DIC 的根本措施,也是首要原则,控制原发病的不利因素也有重要意义,例如积极控制感染、清除子宫内死胎及抗肿瘤治疗等。输血时应预防溶血反应。其他如补充血容量、防治休克、改善缺氧及纠正水、电解质紊乱等,也有积极作用。消除 DIC 的诱因也有利于防止 DIC 的发生和发展。

2.肝素治疗　①在 DIC 后期,病理变化已转为以纤维蛋白溶解为主而出血主要涉及纤溶及大量 FDP 的关系,而不是凝血因子的消耗;②有明显肝肾功能不良者;③原有严重出血如肺结核咯血、溃疡病出血或脑出血等;④手术创口尚未愈合;⑤原有造血功能障碍和血小板减少者。有上列情况时,应用肝素要特别谨慎,以免加重出血。

3.抗血小板凝集药物　低分子右旋糖酐降低血液黏滞度,抑制血小板聚集,一般用量为 500～1000ml 静脉滴注,主要用于早期 DIC,诊断尚未完全肯定者。

4.合成抗凝血酶制剂的应用　日本最近合成抗凝血酶制剂,对 DIC 有明显的疗效,而且副作用少。

5.补充血小板及凝血因子　DIC 时凝血因子和血小板被大量消耗,是 DIC 出血的主要因素。所以,积极补充凝血因子和血小板是 DIC 治疗的一项重要且十分必要的措施。

在临床上也有部分学者和专家认为,在未用肝素前输血或给纤维蛋白原时,可为微血栓提供凝血的基质,促进 DIC 的发展。所以,他们觉得这种外源性的补充可能"火上浇油"。但当凝血因子过低时,应用肝素可加重出血。所以在凝血指标和凝血因子、血小板极度消耗的情况下,仍应积极补充新鲜血浆、凝血酶原复合物,单采血小板、纤维蛋白原等血制品,同时进行抗凝治疗,以期减少微血栓的形成。

6.抗纤溶药物的应用　在 DIC 后期继发性纤溶成为出血的主要矛盾,可适当应用抗纤溶药物;但在 DIC 早期,纤溶本身是一种生理性的保护机制,故一般不主张应用抗纤溶药物。早期使用反而有使病情恶化可能。这类药物应在足量肝素治疗下应用。只有当已无凝血消耗而主要为继发性纤溶继续进行时,方可单独应用抗纤溶药物。常用的药物包括氨甲苯酸(对羧基苄胺,PAMBA)或氨甲环酸(AMCHA)等。

7.其他　国内在治疗 DIC 并发休克的病例中,有人报道用山莨菪碱、东莨菪碱或酚苄明能解除血管痉挛。对于疏通血脉,低分子右旋糖酐有良好疗效。

六、护理要点

1.心理护理　因为 DIC 的病情变化极迅速,患者及家属都会出现焦虑、恐惧等心理。

(1)护士应对清醒的患者进行心理护理,并对家属做好安抚工作,及时向患者解释病情,在解释时还应注意减少疑虑,避免使用一些难懂的专业术语,更不能有一些不良的情绪影响到患者。

(2)抢救时应保持安静,医护人员态度要认真、亲切、细心,护理操作时要准确、敏捷,以增强患者的信任感和安全感。

(3)指导患者一些适用的放松技巧等,若患者病情允许,可以在病床上读书或看报纸等。

2.基础护理

(1)按原发性疾病患者常规护理。

(2)卧床休息,保持病室环境清洁舒适并安静。定期开窗通风,减少刺激。

(3)给予高蛋白、高维生素、易消化的食物,有消化道出血的患者应禁食,不能进食者可给予鼻饲或遵医嘱给予静脉高营养。

(4)定期采集血标本,通过实验室检查协助临床诊断,以判断病情变化和治疗的综合疗效。

(5)做好口腔、会阴等基础护理,预防并发症的发生。

(6)保持呼吸道通畅,对于昏迷的患者应及时清理口腔、鼻腔内的分泌物。

(7)对于意识障碍且躁动的患者,可在家属知情同意后采取适当的安全保护措施,如使用床护栏、约束带等。

3.病情观察

(1)观察出血症状:患者可能出现广泛自发性出血,皮肤黏膜瘀斑,伤口、注射部位渗血,内脏出血如呕血、便血、泌尿道出血、颅内出血、意识障碍等症状。应观察出血部位、出血量。

(2)观察有无微循环障碍症状:皮肤黏膜发绀缺氧、尿少无尿、血压下降、呼吸循环衰竭等症状。

(3)观察有无高凝和栓塞症状:如静脉采血时,血液迅速凝固应警惕血液高凝状态。内脏栓塞可引起相关的症状,如肾栓塞引起腰痛、血尿、少尿,肺栓塞引起呼吸困难、发绀,脑栓塞引起头痛、昏迷等。

(4)观察有无黄疸、溶血症状。

(5)观察实验室临床诊断结果,如血小板计数、凝血酶原时间、血浆纤维蛋白含量等。

(6)观察原发性疾病的病情有无进展。

4.对症护理

(1)出血患者的护理

1)保持患者皮肤清洁、干燥,避免用力抓、碰。

2)按医嘱给予抗凝剂、补充凝血因子、成分输血或抗纤溶中医药治疗。按时给药,严格控制剂量如肝素,监测凝血时间等实验室各项指标,周密观察治疗综合疗效,随时按医嘱调整剂量,预防患者出现不良反应。

3)凡是执行有创操作时,都应避免反复穿刺,力争一针见血,并在操作后妥善按压,如有渗血应加压包扎。

4)吸痰时动作轻柔,防止损伤气道黏膜。

5)保持口腔、鼻腔的湿润,防止出血。

(2)微循环衰竭患者的护理

1)使患者处于休克体位,以利于回心血量和呼吸的改善。

2)建立两条或两条以上的静脉通道,按医嘱给药,纠正酸中毒,保持水、电解质平衡,保持血压稳定。

3)严密监测体温、心率、脉搏、呼吸、血压、皮肤色泽及温度、尿量、尿色变化,准确记录24小时的出入液量。

4)保持呼吸道通畅,吸氧,改善患者的缺氧症状。

5)随时准备好各种抢救仪器和设备,如抢救车、喉镜、气管插管、呼吸机、吸引器等。

(3)使用肝素的护理要点

1)用药前要先测定凝血时间,用药后2小时再次测定凝血时间。凝血时间在20分钟左右表示肝素剂量合适;凝血时间短于12分钟,提示肝素剂量不足;若超过30分钟则提示过量。

2)注意过敏反应的发生,轻者出现鼻炎、荨麻疹和流泪,重者可引起过敏性休克、支气管痉挛。

3)正确按时给药,严格掌握剂量。肝素使用过量可引起消化道、泌尿系统、胸腔或颅内出血,部分患者还可能发生严重出血。若大出血不止,则须用等量的鱼精蛋白拮抗。注射鱼精蛋白速度不宜太快,以免抑制心肌,引起血压下降、心动过缓和呼吸困难。

第十一节 呼吸衰竭

一、呼吸衰竭的定义

呼吸衰竭是指各种原因引起肺通气和(或)换气功能障碍,以致在静息状态下亦不能维持足够的气体交换,导致低氧血症伴(或不伴)高碳酸血症,进而引起一系列病理生理改变和相应临床症状的综合征。其诊断依据:①在海平面、静息状态下,呼吸空气时,动脉血氧分压(PaO_2)<60mmHg,伴有或不伴有 PCO_2 分压($PaCO_2$)>50mmHg;②排除心内解剖分流和原发的心输出量降低所致低氧因素。呼吸衰竭分为 2 种类型,即 I 型呼吸衰竭:PaO_2<60mmHg,$PaCO_2$<45mmHg;II 型呼吸衰竭:PaO_2<60mmHg,$PaCO_2$>45mmHg。

引起呼吸衰竭的原因有:中枢神经系统衰竭,呼吸的驱动力减弱或消失;外周神经系统疾病,如膈神经损伤、肌无力、吉兰,巴雷综合征;肌肉疾病,如患者营养不良、电解质紊乱、膈肌损伤等;胸壁疾病,如多发肋骨骨折、脊柱畸形、肥胖;呼吸系统疾病,如气道痉挛、气管和(或)支气管阻塞导致的肺不张、肺纤维化(实变)。

二、呼吸衰竭的症状、体征

1.呼吸困难、呼吸费力 表现为三凹征,呼吸浅快;中枢受损或抑制可表现为潮式呼吸、比奥呼吸等。

2.发绀 常见于口唇、甲床等处。

3.精神症状 临床表现为定向力、智力障碍、躁狂及抽搐等。

4.循环系统症状 心动过速、心律失常,严重者心脏停搏。缺氧可引起心搏量减少,血压下降、循环衰竭。

5.消化、泌尿系统症状　消化不良、转氨酶升高,消化道出血;肾功能不全等。

6.其他　代谢紊乱,酸中毒。

三、护理要点

1.病情观察

(1)观察生命体征的变化:慢性呼吸衰竭的患者往往有原发基础疾病存在,常因感染、受凉、劳累等多种诱因下急性加重,危及生命,认真观察患者的精神反应、生命体征和生活习惯的改变等,及时发现病情变化。

(2)观察呼吸困难的改变:呼吸困难是呼吸衰竭出现最早的症状,及时巡视并观察患者的呼吸情况。

(3)观察意识变化:神志清醒患者应询问有无呼吸困难、心悸等症状的出现,是否有新的不适出现;随着进一步呼吸衰竭的加重,患者往往出现意识障碍甚至昏迷(一般由 $PaCO_2$ 升高引起)。

2.呼吸道管理

(1)保持呼吸道湿化。

(2)加强基础护理:根据病情进行翻身、拍背及口腔护理等。

(3)保持呼吸道通畅:如分泌物黏稠、阻塞呼吸道时,应进行机械吸引。必要时建立人工气道,经支气管镜吸引。

(4)缓解支气管痉挛:雾化等使用支气管扩张剂、激素等。

3.氧疗　氧疗是改善低氧血症的主要手段。

4.药物应用的护理　控制感染应用抗生素时,应注意药物的浓度及应用要求,注意用药后的反应;使用激素时,要注意血糖的情况,要警惕细菌和真菌的双重感染。

5.心理支持　大多数患者存在基础疾病,任何诱因都会导致病情较重而住院,患者往往有焦虑、抑郁、自卑等心理障碍,这需要心理、社会的支持。通过鼓励支持患者参加肺及全身的康复训练,使其恢复自信心。同时营造良好的病区的环境,帮助他们建立战胜疾病的信心。

6.康复护理

(1)指导预防控制发病诱因和及时处理呼吸道感染等。

(2)指导气管扩张药物的应用。

(3)营养指导:有效的营养支持,能提高免疫力,可明显降低感染和呼吸衰竭的发生。

（4）指导长期家庭的氧疗。

（5）指导胸部物理治疗。

第十二节　急性呼吸窘迫综合征

急性呼吸窘迫综合征（ARDS），是指机体排除心源性以外的各种肺内外致病因素（如休克、误吸、创伤、严重感染、中毒等）所致的急性、进行性缺氧性呼吸衰竭。2011柏林标准将ARDS分为轻中重三度。肺主要病理改变为弥漫性的肺部损伤，肺脏的微血管壁的通透性渗出增加、肺泡群的大量萎陷并伴有肺间质纤维化等。导致肺的顺应性降低，肺内分流增加和通气/血流比值失调。临床症状表现为不易缓解的低氧血症、呼吸频率快（f＞30次）和呼吸窘迫。胸片显示双侧肺浸润影等。ALI/ARDS为临床上较常见的危重症，多数患者需要进行机械通气的呼吸支持。

一、诊断依据

1周以内急性起病的已知损伤或者新发的呼吸系统症状；低氧血症，氧合指数（PaO_2/FiO_2）≤300mmHg，且呼气末正压（PEEP）＞5cmH_2O；肺水肿不能被心功能不全或液体负荷过重的呼吸衰竭解释；X线胸片显示双肺浸润影；其他生理学紊乱，如肺顺应性降低等。

二、治疗及护理

急性呼吸窘迫综合征（ARDS）目前尚无特异治疗方法，仅采取对症支持治疗。

1.原发病的治疗　积极寻找病因，以彻底治疗。常见的病因是感染（可是原发也可是继发）。治疗上临床常采用广谱抗生素降阶梯治疗。

2.呼吸机辅助通气支持

（1）呼吸机辅助通气是ARDS最常用的且有效的支持手段。其正压通气的目的在于减少肺内分流、重力依赖区的不张和减轻肺的水肿；同时呼吸机可提供高浓度氧吸入以保证组织氧合，进而减少呼吸功耗；减少跨肺压，防止因呼吸负荷过重而产生的呼吸性肺损伤。

（2）患者一旦诊断明确或疑有ARDS，应尽早使用正压通气。早期和非感染因素导致的 ARDS 患者,可以先试用无创正压通气。一定时间内应用无创通气症状未缓解者,应立即改用有创通气。重症的 ARDS 患者大多数需使用有创通气。

(3)通气模式的选择,临床实践证实以压力为目标的通气模式(如 BiPAP、PCV),在 ARDS 患者中较容积目标通气模式(如 VCV)更为优越。其原因有 ARDS 患者的肺顺应性差,容量控制易出现气压伤;改善气体分布和 V/Q 比值;同时应用压控,人机协调较好。压力控制不能保证潮气量的恒定供给,但是为肺保护策略之一允许性高碳酸血症提供了理论支持。目前呼气末正压(PEEP)在 ARDS 患者中得到了普遍认可,其大小设置可根据氧合和氧浓度而定或传统的 P-V 曲线的低位拐点而定。同样,潮气量的大小设置也不可忽视,一般为 5～8ml/kg。

(4)重视肺泡的复张和俯卧位通气。

3.液体管理　ARDS 患者液体应在保证有效循环血容量的前提下,尽可能脱水以减少肺水的含量,利于肺的氧合。有研究表明液体正平衡患者病死率明显增加。ARDS 早期可给予晶体液进行复苏,晚期以胶体为主,辅以脱水(常用方案如:白蛋白＋呋塞米)。若限制液体输入后患者血压偏低,可应用少量的血管活性药物。合理的液体有利于循环和血液系统的功能状态的稳定,以保证氧在体内的运输。

4.重要脏器的支持　ARDS 患者可使除肺脏外的脏器功能受损,主要是缺氧所致的损害,而肺外脏器功能受损又可加重 ARDS 的发展。故而,应综合管理患者,对重要脏器均给予支持,如加强液体管理,尽早开始建立肠道营养,注意循环功能和肝肾功能的支持。

5.重视康复训练　如肺康复,肢体的主动、被动运动。患者的参与不仅可防止并发症,还有利于患者身心康复。

第十三节　心力衰竭

心力衰竭是以肺循环和(或)体循环淤血以及组织灌注不足为主要临床特征,是心脏疾病的终末阶段。心力衰竭分类:按其发生的急缓分急性心力衰竭、慢性心力衰竭,以后者居多;按其发生的部位分左心衰竭、右心衰竭和全心衰竭;按其性质:分收缩性心力衰竭、舒张性心力衰竭。

一、慢性心力衰竭又称为慢性充血性心力衰竭

1.病因

(1)原发性心肌损害:心肌梗死、病毒性心肌炎。

(2)心脏负荷过重:前负荷过重(心瓣膜反流性疾病等),后负荷过重(高血压等)。

2.诱因

(1)感染:呼吸道感染最常见。

(2)心律失常:如心房颤动。

(3)生理或心理压力过大:劳累过度、情绪激动。

(4)妊娠与分娩。

(5)血容量增加:如输液过快过多。

(6)其他:治疗不当、合并甲亢或贫血。

3.发病机制　左心衰竭→左心压力增高→肺循环淤血,心输出量减少;右心衰竭→右心压力增高→体循环淤血。

二、临床表现

1.左心衰竭　表现为肺淤血和心输出量降低。

(1)症状

1)呼吸困难:劳力性呼吸困难(早期症状);夜间阵发性呼吸困难(典型表现);端坐呼吸(反映心衰程度)。

2)咳嗽、咳痰和咯血:常于夜间发生,坐位或半卧位减轻。

3)心输出量降低:疲倦、头晕、乏力、心悸、尿少。

(2)体征

1)肺部湿啰音:多在两肺底,随体位改。

2)心率快。

3)舒张期奔马律(心尖部)。

4)发绀。

2.右心衰竭　以体静脉淤血表现为主。

(1)症状:消化道症状、劳力性呼吸困难。

(2)体征:一般体征为水肿、颈静脉征、肝肿大和压痛、发绀。心脏体征表现为心率增快,右心增大,心前区抬举性搏动,胸骨左缘第3、4肋间可闻及舒张期奔马律。颈静脉征:颈静脉充盈、怒张,搏动增强;肝颈静脉反流征阳性。

3.全心衰竭　左心衰表现＋右心衰表现。

4.心功能分级(表7-5)

表7-5　心功能分级

分级	体力活动	心衰症状		症状缓解方式
		休息	活动	
Ⅰ级	不受限	无	日常活动不出现	
Ⅱ级	轻度受限	无	一般日常活动即出现	休息后很快缓解
Ⅲ级	明显受限	无	轻于日常	休息长时间后缓解
Ⅳ级	不能从事任何活动	有	稍活动后明显加重	休息后不能完全缓解

注:心衰症状指心悸、气短、乏力、呼吸困难、心绞痛等。

三、检查及诊断

1.检查　X线检查:心影大小、肺淤血程度、KerleyB线。超声心动图:心脏结构、EF值、E/A值、放射性核素检查。有创性血流动力学检查:CI、PCWP。

2.诊断要点

(1)左心衰竭:肺循环淤血的临床表现,器质性心脏病。

(2)右心衰竭:器质性心脏病,体循环淤血的临床表现。

四、治疗要点

1.治疗目的

(1)纠正血流动力学异常,缓解症状。

(2)提高运动耐量,改善生活质量。

(3)防止心肌进一步损害。

(4)降低再入院率和病死率。

2.病因治疗　基本病因的治疗,消除诱因。

3.左室射血分数降低患者的治疗

(1)药物治疗

1)利尿剂:排钾类[氢氯噻嗪(双氢克尿塞),吲达帕胺,呋塞米(速尿)],保钾类[螺内酯(安体舒通),氨苯蝶啶,阿米洛利]。

2)肾素-血管紧张素-醛固酮系统抑制剂:血管紧张素转化酶抑制剂(ACEI),血管紧张素受体拮抗剂(ARB),醛固酮拮抗剂。

3)β受体阻滞剂。

4)洋地黄:地高辛、毛花苷丙、毒毛花苷K。

5)肼屈嗪和硝酸异山梨酯。

(2)运动锻炼:心脏再同步疗法(CRT),双心腔起搏器。

(3)室性心律失常与猝死的预防。

(4)其他:体内心脏支持装置干细胞移植。

五、护理诊断/问题

1.气体交换受损　与肺淤血有关。

2.体液过多　与水钠潴留、体循环淤血有关。

3.活动无耐力　与心输出量降低有关。

4.潜在并发症　洋地黄中毒、水电解质紊乱。

六、护理措施

1.休息与活动

(1)心功能Ⅰ级:患者有心脏病,但体力活动不受限。要避免剧烈活动和重体力劳动。

(2)心功能Ⅱ级:体力活动轻度受限。要限制活动,增加休息时间。

(3)心功能Ⅲ级:体力活动明显受限。要严格限制活动,增加卧床休息时间。夜间睡眠给予高枕。

(4)心功能Ⅳ级:患者不能从事任何体力活动,休息时患者亦有上述症状绝对卧床休息。

2.饮食

(1)限盐限水饮食(盐<每日5g;水>每日1.5~2L)。

(2)少食多餐、避免过饱。

(3)饮食清淡、易消化、有营养。

(4)多食蔬菜、水果。

(5)戒烟、酒。

3.避免诱发因素　避免呼吸道感染,控制输液量及速度,保持大便通畅。

4.病情观察。

5.吸氧流量　每分钟 2~6L 湿化。

6.用药护理

(1)洋地黄类用药护理

1)有效:有效的指标为心率减慢,肺部啰音减少或消失,呼吸困难减轻。

2)中毒:①胃肠道表现:恶心、呕吐,食欲减退;②心脏表现:心率<60 次/分,室性期前收缩,房室传导阻滞;③神经系统表现:视物模糊、黄视、绿视等。

(2)洋地黄类中毒诱因

1)心脏本身的因素:心脏扩大等。

2)水、电解质、酸碱平衡紊乱:尤其是低钾血症。

3)肝、肾功能不全。

4)药物间的相互作用:如胺碘酮、维拉帕米等。

(3)监测:使用洋地黄前、中、后进行监测,问症状,数心率。

(4)处理:若心率<60 次/分,或有洋地黄中毒症状,应立即停用洋地黄并通知医生,做 ECG,必要时补钾,纠正心律失常,禁电复律。

(5)利尿剂类用药护理

1)给药时间:尽量白天。

2)观察:记录 24 小时出入量(尿量),有无低钾(低钾是最主要的副作用),有无高尿酸等,体重是否减轻。

3)尿量较多时:补充含钾丰富食物(深色蔬菜、瓜果、红枣、蘑菇等)。

参考文献

1.张波.急危重症护理学.北京:人民卫生出版社,2012

2.吕青,刘珊.现代急重病护理学.北京:人民军医出版社,2007

3.王晓军,许翠萍.临床急危重症护理.北京:中国医药科技出版社,2011

4.王志红,周兰姝.危重症护理学(第2版).北京:人民军医出版社,2009

5.刘大为.实用重症医学(第1版).北京:人民卫生出版社,2010

6.王振杰,何先弟,吴晓飞.实用急诊医学(第4版).北京:科学出版社,2016

7.杨建芳,贾彩云,马晓丽.神经内科急危重症.北京:军事医学科学出版社,2012

8.邱海波,黄英姿.ICU监测与治疗技术.上海:上海科学技术出版社,2009

9.熊旭东,胡祖鹏.实用危重病急救与进展.北京:中国中医药出版社,2014

10.翟丹,熊焱.妇产科急危重症患者的院前急救及护理.中国医药指南,2013,11(02):14-15

11.李军文,赵莹莹,尹军.急危重患者护理记录方法与设计的研究进展.现代临床医学,2017,43(02):147-149+153

12.关欣,林慧绒,陈小荷,张兴连.急危重患者急诊就诊连续性护理模式的构建及应用效果分析.全科护理,2016,14(09):897-899

13.汪晖,王颖,尹世玉.重危患者护理质量跟踪评估表的应用效果评价.护理学杂志,2012,27(02):1-2

14.凌俐.急危重患者的心理护理与干预护理.中外医疗,2012,31(11):169

15.杨明珠.内科急危重症患者的院前急救与护理探讨.中国医药指南,2012,10(25):624-625

16.吴月瑛,郑秋霞.急危重病护理中心一体化管理模式的实践与体会.中医药管理杂志,2015,23(09):73-75

17.王静茹,边爱云.急、危重患者的心里护理.世界最新医学信息文摘,2015,15(36):194-195

18.孟锦,张国珍.急危重患者手术中护理的几点体会.中国医药指南,2011,9(08):156-157